U0114029

中醫臨證

——古今驗方選萃

杨树声 编著

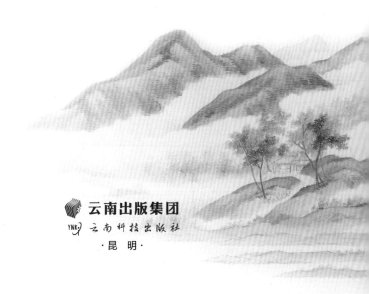

云南出版集团

YNK 云南科技出版社

·昆明·

图书在版编目（CIP）数据

中医临证：古今验方选萃 / 杨树声编著 . -- 昆明：
云南科技出版社 , 2023.2
ISBN 978-7-5587-4860-8

Ⅰ.①中… Ⅱ.①杨… Ⅲ.①验方－汇编－中国
Ⅳ.① R289.5

中国国家版本馆 CIP 数据核字 (2023) 第 028855 号

中医临证——古今验方选萃
ZHONGYI LINZHENG—GUJIN YANFANG XUANCUI
杨树声　编著

出 版 人：温　翔
责任编辑：李凌雁　罗　璇
封面设计：长策文化
责任校对：张舒园
责任印制：蒋丽芬

书　　号：ISBN 978-7-5587-4860-8
印　　刷：云南灵彩印务包装有限公司
开　　本：889mm×1194mm　1/32
印　　张：6
字　　数：130千字
版　　次：2023年2月第1版
印　　次：2023年2月第1次印刷
定　　价：49.00元

出版发行：云南出版集团　云南科技出版社
地　　址：昆明市环城西路609号
电　　话：0871-64190973

序言

看到《中医临证——古今验方选萃》书稿，很是感慨和感动，书很薄，方很简，写法很真，内容很实。

该书作者杨树声老先生是云南大理名医、"全国基层名老中医药专家传承工作室建设项目"专家。杨老立足大理，造福桑梓，怀医者之仁心，守为民之初心，悬壶济世数十年，为万千黎民祛病除疾，誉甲四方。

该书集杨老半个多世纪行医之心得、临证之精粹，发古方、汇时方、创新方。书中收录的120余首方剂中，既有经典名方的活学活用，可谓来之有道；又有自创验方的药证合拍，可谓用之有法。尤其难能可贵的是，老先生耄耋之年，仍笔耕不辍，一生心血结晶，均公之于众。这种精勤不倦的治学态度和无私无我的坦荡心胸，示后学以仪范，令人感佩不已！

看其书，学其方，识其人，该书的出版对临床有重要参考价值，故谨以为序。

云南中医药大学校长

岐黄学者　熊磊

中华中医药学会儿科分会主任委员

2022年4月

传承精华　守正创新

　　初识杨老，是2019年中秋，随医院领导前往杨老家中慰问并协商"全国基层名老中医药专家传承工作室"建设事宜。朴实淡泊，博学广闻是杨老给我的印象，一如他侍弄的盆景，满园苍翠却不繁杂，尽显文化底蕴。交谈中，能深深感受到一名中医药工作者对中医药事业的热爱和对当前中医药发展的期盼。"观今之医，不念思求经旨，以演其所知，各承家技，终始顺旧"，看病不辨寒热，不分虚实，概以家传秘方治之。或者，在部分领域确有所长，又敝帚自珍，不愿传世。又或者，大部分人不愿静下心来搞事业，忙着追名逐利。如此种种，长此以往，将很难把中医药这一祖先留给我们的宝贵财富继承好、发展好、利用好。

　　如今，"杨树声全国基层名老中医药专家传承工作室"落户我院，为传承创新发展中医药搭建了一个上佳的平台。传承是创新的基础，创新才能更好地传承，创新是传承的目的，是传承的延续，是中医药事业发展的生命力。传承，不是一成不变地接收，而是要在继承中有发展、有创新，为继承注入活力，一种技艺才能长久存活下去。杨老是这样说，也是这样做的。为此，他在工作室建设方案中就有要求：跟师弟子要博极医源，精勤不倦，研读中医药经典著作，掌握扎实的中医基础理论功底；要在临床实践中善于应用、善于总结，不断提高辨证能力和诊疗水平。

对于杨老本人，我们后学晚辈是怀着敬仰的心情去了解的：白手起家，一手创建鹤庆县中医医院，其自创的正骨手法和一些经方验方仍在我院临床中使用。他退休后不计报酬，临床带教，风雨无阻，长期到医院、社区义诊，始终关心医院的发展和广大人民群众的生命健康，为我县中医药事业发展作出突出贡献。如此济世之心、家国胸怀，令我辈汗颜！唯有努力学习，汲取前辈经验，方能不负杨老初心！

　　有感于斯，是为序。

鹤庆县中医院副院长　苏灿荣

2022年4月

秉持仁心妙术　福泽桑梓百姓

❦

杨树声老先生，1966年6月毕业于云南省大理卫生学校，从事中医临床工作50余年。1983年10月，作为鹤庆县中医医院首任院长，杨老先生承担起医院的建院责任，带领了一代鹤庆县中医人为中医药事业拼搏奋斗。杨老先生擅长医治老年性变性骨关节病、风湿骨病、妇科常见病、更年期综合征、月经不调、脾胃病、失眠、头痛，顽固性咳嗽等常见病及疑难杂病。对中医骨伤、老年病的防治、治未病等有一定的专长和研究。杨老先生多次被授予"大理州老科技工作者""云鹤好人""优秀共产党员"等荣誉称号。其业绩被载入《中国特色名医大辞典》《中国专家大辞典》《东方之子》《白族人物简志》《老科技工作者耕耘录》等书中。《云南日报》《大理宣传》等新闻媒体曾对其进行宣传报道。

2019年5月，杨老先生入选"全国基层名老中医药专家传承工作室建设项目"专家，从县中医院、乡镇卫生院所选拔6名医师，亲自传授带教中医诊疗技术，为促进中医药传承创新发展贡献力量。同时，杨老先生将毕生所学和经方验方无偿贡献出来，整理成书，供广大中医医务人员学习使用，更好地为老百姓服务。

杨老先生2002年退休后，一直坚持从事公益活动和义诊，积极参与中国老科学技术工作者协会活动，定期为老年人进行健康、养生知识讲座，公众咨询和义诊。2017年4月起，杨老先生于每周二、四、六日到鹤庆县中医医院免费义诊，每天诊疗30～60人次。2018年5月起，杨老先生每周二、四、六日上午到鹤庆县云鹤镇社区卫生服务中心中医馆免费义诊。一直以来，杨老先生每周保证出诊3天，日均门诊量50人次，县域外患者比例大于30%，得到了广大患者和群众较高、较好的评价。

杨老先生作为一名退休老党员，耄耋之年的他，用一技之长，依然坚守在岗位上为患者治病，不求一分回报；用一颗赤诚的为民服务的初心，为患者提供优质的诊疗服务；一直秉持清清白白做人，实实在在为老百姓服务的信念，用实际行动诠释了退休不"褪色"，余热更生辉的优秀共产党员本色。

杨老先生编著的《中医临证——古今验方选萃》付梓在即，敬佩有加，故为之序。

鹤庆县云鹤镇社区卫生服务中心主任　杨润寿
2022年4月

作者简介

　　杨树声，男，白族，1944年生，中共党员，中医副主任医师。曾任云南省鹤庆县中医医院院长。从事中医临床工作50余年，擅长对骨伤、骨关节病、风湿骨病、中老年慢性病、妇科常见病、脾胃病、顽固性咳嗽等常见病及疑难杂病的诊治。1987年撰写的《中草药在骨伤科的应用》、1995年撰写的《应用布巾钳尺骨鹰嘴牵引治疗肱骨髁上骨折》分别获县科技进步二等奖、三等奖。发表《下法在老年病的应用》等20余篇文章。2002年退休后，坚持服务百姓健康，长期在县、乡、社区义诊，免费为群众诊疗。善把"治未病"理念应用在更年期综合征、失眠、慢性病等病症的诊疗中。入选2019年"全国基层名老中医药专家传承工作室建设项目"专家，荣获2021年云南省"最美银发志愿者"。

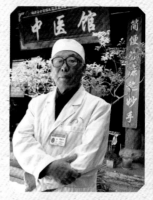

杨树声医生于2019年入选"全国基层名老中医药专家传承工作室"建设项目专家

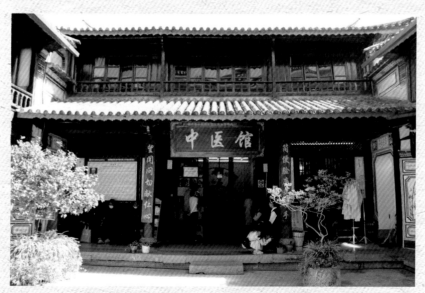

云南省鹤庆县云鹤镇社区卫生服务中心中医馆

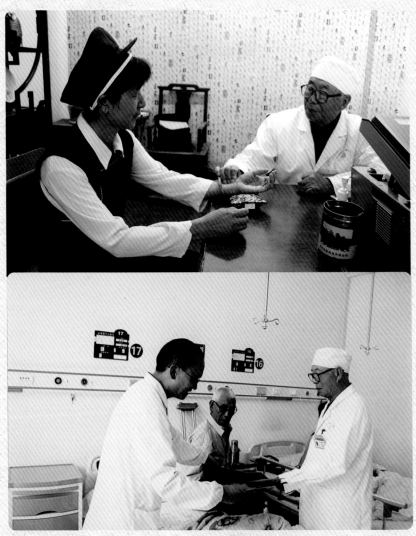

杨树声医生在县中医院骨科病房带徒弟查治患者并拟订治疗方案

杨树声医生手抄本《金匮要略浅注补正》

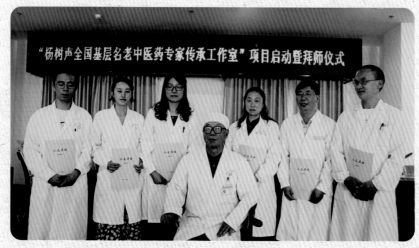

杨树声医生工作室拜师照

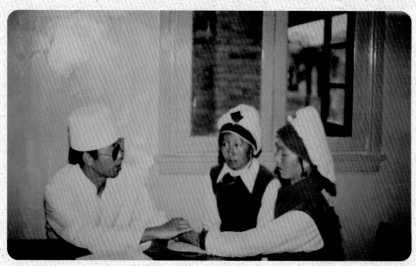

杨树声医生20世纪80年代在鹤庆县中医院门诊工作照

中医临证

古今验方选萃

中医临证

古今验方选萃

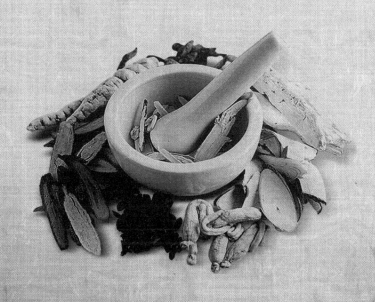

1 荆防败毒散

【出处】《摄生众妙方》卷八

【组成】荆芥15克　防风15克　柴胡15克　羌活15克　独活15克　前胡15克　枳壳10克　茯苓15克　川芎15克　桔梗10克　甘草6克

【功效】疏风解表，败毒消肿，祛痰止咳。

【用法】冷水煎沸，煎煮20分钟服用，1天3次，连煎2天。

【加减】腹胀、便稀者加木香、黄连；咽喉疼痛、口舌生疮者加金银花、连翘、蒲公英；若身痒皮疹加苦参、蝉蜕、牛蒡子。

【病例】2020年1月，门诊治疗感冒患者13例，男性6例，女性7例；年龄最小的19岁，最大的71岁。就诊前发病1~3天，患者共同症状多为起病急骤，头痛身疼，有紧束感，鼻塞流涕，无汗。就诊前，大部分患者曾服西药克感敏等，无效。四诊所见：舌苔白或薄黄，脉浮紧或数，不思饮，或伴有咳嗽、呕恶等症状。均拟上方为基础方，加减化裁。平均2~6剂而痊愈。

【按语】本方是针对外感风寒初期的特效方，适用于发热轻、头痛、四肢酸痛、鼻塞流涕、舌苔薄白、脉象紧张有力的患者。只要抓住散风寒、祛湿解毒的主要特点，在不同的病证上都可以应用此方。

2 杏苏散

【出处】《温病条辨》

【组成】苏叶15克　半夏15克　茯苓15克　前胡15克　桔梗15克　枳壳10克　陈皮10克　大枣15克　生姜15克　杏仁15克　甘草7克

【功效】轻宣凉燥，理肺化痰。

【用法】开水煎服，煎煮40分钟服用，1天3次，连煮2天。

【加减】若无汗，脉弦甚或紧加羌活以解表发热；若汗后咳不止去苏叶加苏梗以降肺气；若泄泻腹满加苍术、厚朴以化湿除满；若头痛兼眉棱骨疼痛加白芷以祛风止痛；若热甚加黄芩以清热肺热。

【病例】杨某某，女，47岁，云南鹤庆人，农民。2019年4月6日初诊，自诉2天前开始恶寒发热，头痛，咳嗽，咽部不适，恶心。在某卫生室静注双黄连注射液及肌注氨林巴比妥注射液等治疗，发热减退，但咳嗽加重。四诊所见：体温正常，微恶寒，咳痰稀白；咳剧时，恶心吐痰，纳呆；口干不思饮，咽红，扁桃体不肿大，舌红，苔白稍厚，脉弦。证属风寒夹湿，肺气不宣，宜疏风宣肺，化痰祛湿。拟上方加味：杏仁15克，苏叶20克，藿香15克，白蔻仁10克，茯苓20克，半夏15克，前胡15克，桔梗10克，陈皮10克，枳壳15克，甘草7克，生姜15克，大枣20克。2剂。

二诊：恶寒呕恶已去，咳嗽明显减轻，痰量减少，转稠。守原方2剂，诸症痊愈。

【按语】本方是针对外感燥症与风寒并见的特效方，是治疗凉燥的名方。适用于干咳、少痰或无痰、咽干、鼻燥、头痛、舌苔薄白而干的患者。

3 桑菊饮

【出处】《温病条辨》

【组成】桑叶15克　菊花10克　杏仁15克　连翘15克　薄荷15克　桔梗10克　芦根15克　甘草7克

【功效】疏风清热，宣肺止咳。

【用法】冷水煎沸，煎煮30分钟服用，1天3次，可连续煎煮2天。

【加减】肺热甚者加黄芩；口渴者加天花粉；咽喉肿痛者加玄参、板蓝根；咳嗽痰中带血者加白茅根、茜草根。

【病例】鲍某，男，55岁，鹤庆人，居民。2020年3月18日就诊，自诉咳嗽近半年，始因感冒而咳，中西药杂治后，感冒症状除咳嗽外大致痊愈。咳则气促，痰黏难咯，面赤多汗，涕泪俱出，食少易饥，渴而欲饮，舌红，苔薄黄，脉滑数。患者病程较长，症候表述不清，先开方1剂杏苏散。

二诊：患者告之，咳嗽仍不止，似有症情加重之势。四诊再辨证为风热束肺，因杏苏散是治疗凉燥之方，不宜温，遂改上方2剂服用。

三诊：诸症减轻，痰咳出，偶有阵咳。守原方2剂而痊愈。

【按语】本方是针对外感风热初起的特效方，亦可根据病人的脉症虚实、舌苔薄白进行药物的加减化裁。

4 桑杏汤

【出处】《温病条辨》

【组成】桑叶15克　杏仁15克　沙参20克　浙贝母15克　淡豆豉10克　栀子10克　梨皮15克

【功效】清宣温燥，润肺止咳。

【用法】冷水煎沸，煮30分钟，1天3次，连续煎服2天。

【加减】咽干咽痛者加牛蒡子、薄荷；咳而见血者加白茅根、白芨。

【病例】贺某某，女，67岁，云南鹤庆人，农民。2019年11月23日初诊，自诉咳嗽半月余，每进辛辣食物后均有咳嗽症状，且伴有黄痰难咯。平时少咳，但进食辛辣就会阵咳，苦不堪言。四诊所见：咽部暗红，睡眠差，舌尖红，苔黄稍腻，左脉滑，右脉数大。治宜清宣温燥，润肺止咳。拟上方加减，药用：桑叶15克，杏仁15克，沙参20克，浙贝母20克，栀子10克，淡豆豉10克，柴胡15克，黄芩10

克，姜半夏15克，炙甘草5克，前胡15克。2剂。

二诊：食辛辣后仍咳，但口痰易出，睡眠仍差。守原方2剂。

三诊：食辛辣后无咳嗽症状但仍感口渴、咽干，改酸枣仁汤以善其后。

【按语】本方是针对外感燥热、温燥初起、燥邪在表、伤津不重、肺失清肃导致咳嗽的好方子。适用于身热头痛、干咳无痰、舌质红、苔白而燥、脉形大于常脉的患者。对于燥气伤肺、耗精灼液的患者也是一首治之有效的方子。

5 小柴胡汤

【出处】《伤寒杂病论》

【组成】柴胡20克　黄芩15克　潞党参25克　半夏15克　炙甘草7克　生姜15克　大枣20克

【功效】和解少阳，疏肝理气，解郁。

【用法】开水煎服，煮40分钟，1天3次，连煮2天。

【加减】若口渴去半夏加天花粉；若腹痛去黄芩加白芍；心悸者加枣仁和远志；小便不利者去黄芩加茯苓、滑石；外有微热者加桂枝去潞党参；若有咳者去潞党参、大枣加五味子、杏仁。

【病例】和某某，女，38岁，云南丽江人，企业职工。2017年6月18日就诊，自诉胃脘隐痛年余，有时伴有低热、盗汗、心烦等症。自测体温为37.5℃左右。四诊所见：舌质淡，苔黄稍腻，脉弱，面色无华。考虑为肝胃不和，给以柔肝疏郁一贯煎2剂。

二诊：8月3日复诊，效果不显，症情无减。四诊并细问之，了解到患者平素性格孤僻、忧思易怒，现口苦明显，饮食不香，痞满不舒，舌苔白滑，脉弦。改拟上方加减4剂。

三诊：9月16日再诊，胃脘隐痛、盗汗、心烦等症状基本消失。守原方4剂服用则病告愈。

【按语】本方是针对上呼吸道感染、病程拖长、感冒属半表半里症的有效方剂，适用于寒热往来、胸胁苦满、口苦咽干、目眩、抑郁的患者。

6 大柴胡汤

【出处】《金匮要略·腹满寒疝宿食病脉证治第十》

【组成】柴胡20克　黄芩15克　白芍15克　半夏15克　枳实10克　大黄10克　大枣20克　生姜15克

【功效】和解少阳，内泻热结。

【用法】开水煎服，煮40分钟，1天3次，连煮2天。

【加减】有黄疸者加茵陈、栀子；胁痛者加川楝子、玄胡；有胆结石者加金钱草、鸡内金。

【病例】宋某，女，40岁，云南鹤庆人，农民。就诊7天前因感冒发热在某诊所输液治疗，但近几天来，胸胁及上腹部胀满不适，心烦、焦虑、易怒。在某医院诊断为胆囊炎、心血管神经官能症，口服多种西药无效。四诊所见：精神差，心悸，胸肋及上腹部胀满，不时嗳气，口干苦，心烦，睡眠差，大便干结，小便黄，舌质暗，苔黄腻，脉弦细，有慢性胆囊炎2年。拟上方加减化裁3剂。

二诊：患者心慌、心烦、焦虑明显减轻，大便通畅，上腹部胀满消失，但仍有胸肋闷胀不舒感。守原方减大黄3剂而愈。

【按语】此方具有和解少阳、清热散结等功效。对于少阳、阳明疾病有良好的治疗作用。对寒热往来、呕吐不止、烦躁便秘、舌苔发黄等症状有明显的效果。对急性胰腺炎、胆结石、急性胆囊炎、胃及十二指肠溃疡等肝郁气滞、内结热结的表现症状均有较好疗效。

7 达原饮

【出处】《温疫论》

【组成】槟榔15克　厚朴12克　知母15克　白芍15克　黄芩12克　草果5克　甘草6克

【功效】开达膜原，辟秽化浊。

【用法】冷水煎服，煮30分钟，1天3次，连煮2天。

【加减】若寒热往来、呕而口苦加柴胡；若腰背颈痛加羌活；若目痛、眼眶痛、鼻干燥加葛根、菊花。

【病例】郭某，女，30岁，云南鹤庆人，居民。2017年8月
　　　　11日就诊，自诉每日较规律发热10余次，大多在
　　　　每日午后和晚上发热，退热后饮食、精神如常，曾
　　　　做血常规18项等检查，结果都正常。四诊所见：寒
　　　　热如疟疾，热前畏寒，全身酸痛，冷后发热，热后
　　　　如常人，舌质红，苔白厚，脉弦稍滑。拟上方加姜
　　　　黄10克、僵蚕10克、青蒿15克，3剂。

二诊：8月17日复诊，发热消失。守原方服用3剂。

三诊：9月16日病情复发，再用上方加味3剂，发热迅速消
　　　　退。继续服用原方加青蒿15克，3剂，诸症消失，
　　　　至今未复发。

【按语】本方是针对非典、流行性感冒、病邪在半表半里的
　　　　有效方剂，对怕寒怕冷、胸闷、头痛、寒热不退、
　　　　舌苔黄腻、脉如琴弦的患者也有很好的疗效。

8 银翘散

【出处】《温病条辨》

【组成】金银花20克　　连翘30克　　桔梗10克　　薄荷15克　　淡
　　　　竹叶15克　　荆芥15克　　牛蒡子15克　　淡豆豉15克
　　　　芦根30克

【功效】辛凉透表，清热解毒。

【用法】冷水煎服，煮30分钟，1天3次，连煮2天。

【加减】热盛者加栀子、黄芩；咳嗽者加杏仁、浙贝母；口

干、口渴者加天花粉、麦冬、乌梅。

【病例】根据中医门诊工作日志回顾性分析：2019年12月—2020年4月，门诊记录30例流行性感冒患者。经统计分析，在30例病例中，用上方痊愈29例，其中显效4例，有效2例，无效1例（继发性肺炎），总有效率在97%以上。结论：银翘散对治疗流行性感冒有显著疗效，具有疗效快、毒副作用小、患者经济支付少、诊病手续简单等特点。值得在临床上推广使用。

【按语】本方是针对流行性感冒属外感风寒表证，口渴、咽喉痛、舌苔薄黄、脉象表浅的方剂，是一首兼具简、便、廉、验的好方子。

9 定喘汤

【出处】《摄生众妙方》

【组成】麻黄15克　白苏子20克　款冬花15克　杏仁15克桑白皮15克　黄芩15克　半夏15克　白果10克　甘草7克

【功效】宣降肺气，清热化痰。

【用法】开水煎服，煮40分钟，1天3次，热服，可连煮2天。

【加减】无表证者以宣肺定喘为主，故麻黄可减量应用；痰多难咯者加瓜蒌、胆南星；肺热偏重者加石膏、大青叶。

【病例】 李某，男，云南鹤庆人，80岁。患哮喘多年，住某医院治疗月余未效，诊断为哮喘并肺气肿，每日输抗生素点滴3瓶，病情似有加重。回家休养数日后，前来就诊。四诊所见：患者面色灰暗，被动体位，口唇发绀，语言低弱，苔青灰腻，脉弦细，大便结。予拟上方加淡大芸25克，2剂。1剂煎煮2日，4天后病情好转，遂以上方加减调治月末，病情稳定，可参加老年休闲活动。迄今3年，哮喘未发作。

【按语】 本方针对素体痰多、复感风寒，致肺气壅闭之咳喘症，临床用以哮喘咳嗽、痰多色黄、微恶风寒、苔黄腻、脉滑数的患者。本方是治久喘、久咳之良方，多用其治疗风寒外束、痰咳内蕴的哮喘。顽咳病情迁延，外邪入里化热，故久咳者多是外有表寒内有里热，寒热错杂，治疗上单纯的宣肺或者清里都难以奏效。用麻黄宣肺散寒；桑白皮、黄芩清肺止咳；桔梗、甘草清肺利咽喉；白苏子、杏仁、半夏、款冬花降气止咳。上药合用，外解风寒、内清痰热，使肺恢复宣发肃降而咳喘自止。

10 金水六君汤

【出处】《景岳全书》

【组成】熟地黄20克　当归20克　陈皮15克　姜半夏15克
　　　　茯苓20克　炙甘草7克　生姜15克

【功效】养阴化痰。

【用法】开水煎服，煮40分钟，1天3次，温服，连煮2天。

【加减】痰盛气滞、胸肋不舒者加白芥子6克；若有表邪寒
　　　　热加柴胡15克；若有喘息咳嗽加炙麻黄10克。

【病例】

例1：马某，男，58岁，云南丽江古城人。2020年4月21
日就诊，自诉患慢性肺阻病多年，曾去过多家大小
医院就诊，打点滴，病情反而严重。四诊所见：气
短、乏力、痰多、口干，活动后气喘加重，舌胖有
齿痕，脉细弱。诊为肺肾两虚，病在肺，根在肾。
给予上方加减化裁4剂，症情逐渐减轻；后调治2
月，病情基本好转，能参加一般劳动。

例2：陈某，男，56岁，云南永胜人。2019年11月7日
初诊，自诉近3年来入冬后均出现咳嗽难愈情况，
曾到多家医院就诊，具体用药不详，效果均欠佳。
此次咳嗽已1月，咽痒，痰多色白，夜间咳嗽为
重。四诊所见：纳呆，舌红、苔微白厚，脉细，二
便如常。辨病为咳嗽，证属肾虚水泛、痰湿内阻。
治宜以滋阴补肾、燥湿化痰为法，予金水六君汤加

味。用药：熟地黄20克，陈皮10克，茯苓20克，浙贝母20克，五味子6克，甘草7克，桔梗10克，半夏15克，当归20克。3剂，开水煎服，2日1剂。

二诊：诉咽痒、咳痰、夜间咳嗽均有减少。效不更方，续用4剂，服法同前。

三诊：诸症均消。续用2剂，巩固疗效。

【按语】本方是针对肺肾阴虚夹痰症（慢性阻塞性肺炎）的有效方剂。此类患者病程长，常反复发作，属内伤咳嗽。《仁斋直指方》指出，"肺出气也，肾纳气也；肺为气之主，肾为气之本"，提示肺为气之本，肾为气之根。患者属内伤咳嗽，痰多色白，乃因肾虚，乏力腰酸，行走气喘，苔有齿痕，脉滑无力，故以滋阴补肾为主以治其本，辅以化痰治其标。标本兼治，故而奏效。

11 参苏饮

【出处】《太平惠民和剂局方》

【组成】党参9克　紫苏叶15克　葛根20克　前胡15克　桔梗10克　姜半夏15克　茯苓15克　陈皮10克　枳壳10克　木香6克（后下）　生姜15克　大枣15克　甘草7克

【功效】益气解表，理气化痰。

【用法】开水煎服，煮40分钟，1天3次，趁热服用，连煮

2天。

【加减】恶寒无汗、鼻塞者去葛根加荆芥、防风；咳甚者加杏仁、桔梗。

【病例】

例1：字某，女，68岁，云南鹤庆人。2020年10月29日来诊。四诊所见：发热恶寒、无汗、头痛、胸胁闷满，咳嗽痰白、气短懒言、苔白、脉弱。给予上方2剂，诸症消失而痊愈。

例2：吴某，男，18岁，云南鹤庆人，学生。2020年10月8日初诊，自诉一周前因咳嗽、发热（排除新冠）诊为急性支气管炎，经西药抗炎治疗（输液）7日后，发热消退，但仍咳嗽不止，继续西药治疗效果不佳，转中医治疗。四诊所见：咳嗽痰多，以晨起或活动后明显，乏力，大便质稀，舌淡，苔薄白，脉滑数。治宜益气祛风，理气化痰。拟上方加减：党参20克，苏叶15克，前胡10克，半夏10克，枳壳10克，陈皮10克，桔梗10克，百部10克，炙甘草7克，白芍10克。2剂。

二诊：隔4日来诊，诉服药后咳嗽次数及痰量明显减少。效不更方，续服2剂，终获痊愈。

【按语】本方是针对感冒气虚证的有效方剂，尤其用于秋季感冒，发热无汗，身体倦怠，咳痰无力，舌苔薄白，脉象无力、浮的患者。

12 补肺汤

【出处】《永类钤方》

【组成】人参15克　黄芪30克　熟地黄25克　五味子6克
　　　　桑白皮15克　紫菀15克

【功效】补肺益气，止咳平喘。

【用法】冷水煎服，煮30分钟，1天3次，温服，可连煮2
　　　　天。其中人参药渣可以嚼吃。

【加减】若肺阴虚甚加沙参、玉竹、百合；若寒痰内盛加款
　　　　冬花、苏子；若潮热盗汗加鳖甲、秦艽、地骨皮；
　　　　若自汗加龙骨、牡蛎。

【病例】马某，女，78岁，云南迪庆人。2020年7月27日来
　　　　诊，咳喘多年，稍动即喘，伴有心悸，有三高病
　　　　史，曾去过多家大小医院治疗，效果不佳。给予上
　　　　方加减化裁8剂。

　　　　二诊：症情改善，再给予上方加减8剂。服药后能散步而
　　　　不咳喘。

【按语】本方仅适用于咳嗽日久、肺气虚弱者，其他咳嗽不
　　　　宜使用。方中有补有泻，配伍甚好。只要化裁得
　　　　当，就是一首好方子。

13 大秦艽汤

【出处】《奇效良方》

【组成】秦艽15克　白芍15克　黄芩15克　细辛6克　羌活15克　熟地黄15克　白芷15克　当归20克　川芎15克　白术20克　茯苓20克　防风15克　生石膏80克　生地黄15克　甘草7克　独活15克

【功效】养血荣筋，祛风活络。

【用法】冷水煎服，煮30分钟，1天3次，趁温服用，连煮2天。

【加减】有颜面神经麻痹者加蜈蚣；无热者去石膏、黄芩。

【病例】王某，男，62岁，云南鹤庆人，退休干部。因中风，右侧身体偏瘫，语言不清，表情淡漠，近因病情加重，于2019年4月前来求诊。四诊所见：右侧身体麻木僵硬，患者反应迟钝，有明显嘴歪斜，不能站立，苔干、黄腻，脉浮紧，家属称多日不解大便。拟上方加重秦艽用量，3剂。

二诊：7天后复诊，病情大有好转，二便通畅，能扶椅行走。

【按语】此方是针对中风（脑卒中）后遗症之手足偏瘫麻木、舌强不能言语的有效方剂。临床上多用于治疗风湿性关节炎（虚痹）、肩周炎、面神经炎等，对症下药均有很好的疗效。

14 止咳散

【出处】《医学心悟》

【组成】桔梗10克 荆芥15克 紫菀15克 百部10克 白前15克 甘草7克 陈皮10克

【功效】宣利肺气，疏风止咳。

【用法】冷水煎服，煮30分钟，1天3次，趁温服用，连煮2天。

【加减】若外感风寒初起，头痛鼻塞、恶寒发热等症较重者加防风、紫苏叶、生姜以解表散邪；湿聚生痰、痰涎黏稠者加半夏、茯苓、桑白皮以除湿化痰；燥气焚金、干咳无痰者加瓜蒌、浙贝母、知母以润燥化痰。

【病例】胡某某，女，16岁，云南鹤庆人，学生。自诉咳嗽发作5天，咳甚痰多，伴流涕、低热、口微渴。四诊所见：舌质红，苔薄白，脉浮数。曾口服阿莫西林胶囊、急支糖浆等药，效果不显。拟上方加味：桔梗10克，白前10克，枳壳10克，杏仁15克，百部10克，紫菀15克，荆芥15克，防风15克，陈皮10克，半夏15克，甘草7克。2剂。服用后咳嗽减轻，守原方2剂后痊愈。

【按语】本方是针对咳嗽属外感风寒，迁延不愈，表邪未尽，或愈而复发，喉痒而咳痰不畅的特效方。在临床中，应据病情辨证施治，合理灵活地应用，掌握好药物的剂量和加减，才能达到祛病的效果。肺属金，如钟，非叩不鸣，叩钟之器不外两端，一为外感，一为内伤，而其中又以外感为首居其位。外感与内伤关系密切，常相互影响致病情复杂或加重。本方关键在其疏风散寒，宣肺止咳，在临床上通过灵活加减，对上呼吸道感染、支气管炎、久咳等表邪未净、肺气失宣导致的咳嗽，治疗作用显著，因此诸多医家广泛在临床上运用此方。

15 半夏泻心汤

【出处】《伤寒论》

【组成】半夏15克　黄芩15克　党参20克　干姜15克　黄连6克　大枣20克　炙甘草6克

【功效】寒热平调，消痞散结。

【用法】开水煎服，煮40分钟，1天3次，趁温服用，连煮2天。

【加减】湿热蕴积中焦、呕甚而痞、中气不虚或舌苔厚腻者可去党参、炙甘草、大枣、干姜加枳实、生姜以下气消痞止呕。

【病例】杨某，女，48岁，丽江古城区居民。2020年8月15日来诊，患者肠鸣腹痛月余，曾多次求医问药，病情时好时坏，肠鸣不断。晨起即解未成形大便。四诊所见：舌苔薄黄，脉弦滑。拟上方加减4剂而愈。

【按语】此方是千年古方，具有阴阳和谐、寒热平调、升降复常、中气振复等作用。故是针对肠胃不和的痞证常用方，常用于治疗胃溃疡和幽门螺杆菌的感染。由胃肠功能失调及电解质紊乱等而出现的胃炎或胃肠炎，均可以通过本方进行调理和治疗。此外，本方还可以治疗寒热互结的症状，比如口干、口苦及下肢出现寒冷等，都可以用此方加减调理。

16 半夏厚朴汤

【出处】《金匮要略》

【组成】半夏15克　厚朴15克　茯苓20克　生姜15克　苏叶15克

【功效】行气散结，降逆化痰。

【用法】开水煎服，煮40分钟，1天3次，趁温服用，连煮2天。

【加减】气郁较甚者加香附、郁金以助行气散结；胁肋疼痛者加川楝子、延胡索以疏肝理气止痛；咽痛者加玄参、桔梗以解毒散结、宣肺利咽。

【病例】

例1：陈某，女，41岁，云南大理市人，公务员。自诉患喉部异物感多年，曾在某大医院经喉镜检查，无异常发现，只见少许咽部充血。按慢性咽炎治疗月余，喉部异物感仍存在。吞之不下，吐之不出，患者倍感痛苦。于2021年2月12日前来就诊。拟上方加减7剂治愈。

例2：吴某，男，42岁，云南鹤庆人，职工。因夫妻争吵后闷闷不乐，相继感到咽喉中如有物阻4月余，时轻时重，自疑患肿瘤，经喉镜检查提示慢性咽炎，给予抗生素及时对症治疗，但效果不显。2019年5月11日到我处就诊。四诊所见：咽喉不利，如有物阻，咯之不出，咽之不下，用力咳后吐痰色黄，口苦咽干，但进食吞咽无碍，胸闷不舒，善叹息，心烦多梦，舌红，苔黄厚，脉弦滑数。症属痰气阻滞，郁久化热，壅塞咽喉。治宜理气化痰、清热散结。拟上方加味：半夏15克，炒厚朴20克，茯苓20克，紫苏叶20克，生姜15克，浙贝母15克，连翘15克，黄芩15克，淡竹叶10克。3剂，开水煎服，每2日1剂。嘱其远烦戒怒，怡情畅怀，解除其恐癌之疑虑。

二诊：患者自诉服药后诸症减轻。续用上方减浙贝母、连翘、黄芩加大枣25克。5剂，诸症告愈。仍嘱注意精神调摄，怡情悦志，免其复发。

【按语】本方是针对治疗情志不畅、咯吐不出、痰气互结咽喉所致的梅核气的代表方。但本方药物多苦温辛燥，仅适宜于痰气互结而无热者。若见颧红口苦、舌红少苔、阴伤津少者，为气郁化火、痰火互结所致，虽有梅核气症状，亦不宜使用本方。现代药理研究本方有镇静、抑制喉反射、抑制运动的作用，临床上常用于胃肠神经官能症、抑郁症等的治疗。本方尤其适用于一些敏感性体质的患者，比如主诉比较多、症状容易反复、情绪波动比较大等症状明显的患者。

17 香砂六君汤

【出处】《古今名医方论》

【组成】人参15克　白术15克　茯苓20克　陈皮10克　半夏15克　砂仁7克　木香7克　甘草7克

【功效】益气健脾，行气化痰。

【用法】开水煎服，煮40分钟，1天3次，趁温服用，连煮2天。

【加减】脘腹痛甚者加吴茱萸、高良姜；胸膈痞滞者加枳壳行气宽胸；胃脘胀满者加神曲、麦芽、焦山楂以和胃；寒湿甚者加肉桂、干姜；泛酸者加煅瓦楞子、海螵蛸；心悸失眠者加酸枣仁以宁心安神。

【病例】范某，女，38岁，云南鹤庆人，居民。2020年1月11日就诊。初诊主诉胃部嘈杂疼痛多年，近来胃脘处疼痛加重，有时伴有泛酸，痛苦不堪，曾到某医院胃镜检查，提示胆汁反流性胃炎，口服熊去氧胆酸、奥美拉唑、雷尼替丁、硫糖铝等似感减轻，但病情反复。胃部闷胀疼痛、烧心、心烦、嗳气频频，纳差，舌红，苔白厚腻、中间微黄，脉弦数。拟上方加减化裁3剂，嘱1剂煮2天，每天3次，趁温服用。

二诊：2020年1月20日，患者服药3剂后，自觉胃脘处疼痛减轻，嗳气减少，余症同前。舌红，苔薄白腻，脉弦数。处方对症，守原方3剂，续服。

三诊：2020年1月29日，患者精神佳，自述服药后疼痛症状基本消失，饮食增加，嗳气偶有发生，舌红，苔薄白，脉弦。拟原方去木香、砂仁。3剂续服，嘱隔3天煎煮1剂。

四诊：2020年2月11日，患者自述经过前段时间的治疗，胃脘部疼痛、泛酸等症状消失，嗳气不再发生，食欲正常，偶感口干口苦，精神很好。拟守上方2剂以巩固疗效。

【按语】本方是针对脾胃气虚、夹湿症的特效方。尤其对胃脘痛、久治不愈的患者疗效显著。此方培中土，助运化，令中气旺盛，水谷之精微输布周身，气血贯通，诸症渐失。近来研究，香砂六君汤还具有抗炎、促进代谢、提高机体免疫功能的作用。现临床广泛应用于十二指肠溃疡、支气管扩张、慢性肾小球肾炎、氮质血症等，均取得满意疗效。

18 黄芪桂枝五物汤

【出处】《金匮要略》

【组成】黄芪30克　桂枝15克　白芍20克　大枣20克　生姜15克

【功效】益气温经，和血通痹。

【用法】冷水煎服，煮30分钟，1天3次，趁温服用，1剂煮2天。

【加减】舌质紫暗、脉沉细涩者加当归、川芎、红花、鸡血藤；下肢痛者加独活、牛膝、木瓜；上肢痛者加防风、秦艽、羌活；腰痛重者加杜仲、续断、狗脊、肉桂。

【病例】李某，男，49岁，云南丽江人，公务员。自诉1年前四肢感觉逐渐迟钝，慢慢发展为肌肤麻木、肢体僵直、屈伸不利、步行不稳、头重脚轻如踩棉花，且伴有腰痛。在医院经CT检查，发现C2～C6椎管狭窄，确诊为脊髓型颈椎病，建议手术治疗。由于患者有所顾虑而转请中医治疗。于2019年10月17日由亲人搀扶来我处就诊，患者痛苦面容，舌苔略腻，脉来涩迟。拟上方加减7剂。

二诊：2019年11月8日，患者告知服药后各种症状有所减轻。守原方加减续服8剂。

三诊：2019年12月6日，患者明显好转，两腿行走踏棉花感消失，不用他人搀扶前来就诊。守原方8剂续服。半年后电话随访，告愈且病情一直没有复发。

【按语】本方是针对营卫不和、气虚血滞的特效方，也是血痹为主症的常用治疗方。据现代医学研究，本方对心肌下壁的梗死、血小板减少性紫癜、皮肤炎、末梢神经炎、中风后遗症引起的肢体麻木、疼痛属气虚血滞证等都有较好的疗效。

19 九味羌活汤

【出处】《此事难知》

【组成】羌活15克　苍术15克　防风15克　细辛6克　川芎15克　白芷15克　生地黄20克　黄芩15克　甘草7克

【功效】发汗祛湿，兼清里热。

【用法】冷水煎服，煮20分钟，1天3次，1剂煎煮2天。若急汗需热服，若缓汗则需温服。

【加减】湿邪较轻、肢体酸楚不堪者去苍术、细辛以减温燥之性；肢体关节痛剧者加独活、威灵仙、姜黄以加强通痹止痛之力；湿重胸满者去生地黄加枳壳、厚朴以行气化湿宽胸；无口苦微渴者，生地黄、黄芩又当酌情裁减；里热甚而烦渴者可酌加石膏、知母以清热除烦止渴。

【病例】陈某，男，48岁，云南鹤庆人，农民。2019年11月1日就诊，自诉患有间断性项背疼痛1年余，每遇天气变化项背疼痛不已，不服止痛药则数日不减，部位固定不移，再加之恶风畏寒，常棉衣穿戴。每次服用克感敏片，疼痛缓解。最近天气突变降温，项背剧痛。四诊所见：舌苔淡白，脉浮紧，恶风畏寒，鼻塞流涕。拟上方2剂出汗而愈。

【按语】本方是针对外感风寒湿邪、内蕴里热症的特效方，疗效显著。但凡入冬到立春之间，外感风寒兼有里热之证，皆可用本方，都可起到药到病除之效，但阴虚气弱者慎用。

20 归脾汤

【出处】《正体类要》

【组成】党参25克　黄芪30克　白术20克　茯苓20克　龙眼肉15克　远志10克　木香6克　枣仁20克　炙甘草2克　大枣20克　生姜15克

【功效】益气补血，健脾养心。

【用法】冷水煎服，煮30分钟，1天3次，趁温服用，连煮2天。

【加减】偏热者加生地黄；偏寒者生姜易炮姜。

【病例】顾某，女，56岁，广东人，退休干部。2021年4月21日来诊，自诉发热2月余，经中西药治疗，发热渐退，但从此出现心悸不安，每日发作次数多。西医诊断为心房纤颤。经多方治疗，病情时好时坏，迁延不愈。四诊所见：精神抑郁，呆坐，两目直视，舌淡、苔薄白，脉细缓无力。家属称其寝食俱废。拟上方6剂。

二诊：服药6剂后复诊，心悸大减，发作次数明显减少，夜间能睡眠。精神渐佳，诸症亦随之好转。效不更方，又服8剂。心悸消失，夜能安睡，逐渐康复。

【按语】本方是针对心脾气血两虚之证的方剂。对健忘失眠、体倦、食少、心悸、精神不振、舌淡苔薄白、脉细的患者其效尤佳。本病例药证合拍即可收到满意的疗效。临床上多用于治疗由神经衰弱、贫血、病后虚弱、慢性失血而引起的头昏头痛、耳鸣、心悸心慌、失眠健忘、肢体麻木、月经不调（包括经迟、经早、经闭、崩漏、带下）、淋巴结炎等。

21 独活寄生汤

【出处】《备急千金要方》

【组成】独活15克　桑寄生15克　秦艽15克　防风15克　细辛6克　川芎20克　当归20克　生地黄20克　桂枝15克　茯苓20克　杜仲15克　牛膝15克　人参20克　甘草7克　白芍20克

【功效】祛风湿，止痹痛，益肝肾，补气血。

【用法】冷水煎服，煮30分钟，1天3次，趁温服用，连煮2天。

【加减】痹症疼痛较剧者可酌加制川乌、白花蛇等以助搜风通络，活血止痛；寒邪偏盛者加附子、干姜以温阳散寒；湿邪偏盛者去熟地黄酌加防己、薏苡仁、苍术以祛湿消肿；正虚不甚者宜去生地黄、人参。

【病例】李某，男，41岁，云南迪庆人。2019年3月5日初诊，自诉腰痛10余天，有腰腿隐痛病史。近日疼痛加剧，佝偻而行，转侧艰难。四诊所见：舌淡红、苔薄白，舌下脉络粗大，脉弦缓，饮食正常，二便调和。拟上方4剂。

二诊：2019年3月21日复诊，腰腿疼痛大减，能参加一般劳动，但腰腿仍有隐痛。为巩固疗效，守原方8剂后康复。

【按语】本方是针对痹症日久，腰腿疼痛或屈伸不利，畏寒喜暖，心悸气短，舌淡苔白，脉弦细、缓者的特效方，值得珍藏、研究。

22 当归四逆汤

【出处】《伤寒论》

【组成】当归25克　桂枝15克　白芍25克　细辛6克　炙甘草7克　大枣20克　通草10克

【功效】温经散寒，养血通脉。

【用法】冷水煎服，煮30分钟，1天3次，趁温服用，连煮2天。

【加减】项背、腰、腿、足背、足跟痛者加续断、牛膝、鸡血藤、木瓜；久寒、水饮呕逆者加吴茱萸、生姜。少腹冷痛者加乌药、高良姜、香附。

【病例】王某，女，58岁，云南鹤庆人。于2019年5月22日来诊，自诉四肢冷痛2年余，初痛在四肢末端，后渐向上延伸，每年夏季疼痛减轻，冬春时疼痛加剧。四诊所见：舌淡红，苔薄白，脉沉细。拟上方加减化裁3剂。

二诊：自诉服药后，四肢转温痛减。续守原方加减6剂，四肢冷痛大减。守原方3剂而愈。

【按语】本方是针对手足厥寒，腰、腿、足、肩疼痛，口不渴，舌淡苔白，脉沉细弦的特效方。如加减得当、药证合拍，是一首很好的方子。临床也多用于乳腺病、阴性的疮疡和皮肤病、粉刺、痹症、周围血管病、妇女痛经、虚寒不孕等症的治疗；血虚寒凝之手足冻疮者也可用本方加减，可收到满意疗效。

23 川芎茶调散

【出处】《太平惠民和剂局方》

【组成】白芷15克　羌活15克　荆芥15克　川芎15克　细辛6克　防风15克　薄荷15克　炙甘草6克

【功效】疏风止痛。

【用法】可作汤剂，冷水煎服，煮30分钟，1天3次，1剂煎煮2天。趁温服用。

【加减】风热者去羌活、细辛，加蔓荆子、菊花；风寒者重用川芎，加苏叶、生姜；头痛日久不愈者可酌加全蝎、僵蚕、桃仁、红花。

【病例】王某，男，27岁，云南丽江人，企业职工。2019年3月13日就诊，自诉5年来无明显诱因头痛反复发作，头顶部疼痛，多为跳痛，甚则恶心欲吐。不痛时如常人。既往无特殊病史。四诊所见：舌质淡红、苔薄白，脉弦细。拟上方加减化裁6剂而痊愈。

【按语】本方是针对偏头痛，外感风寒头痛、神经痛、目眩鼻塞、舌苔薄白、脉弦浮等症的方剂。若辨证准确，是各类原因引起头痛的特效方。

24 柴胡舒肝散

【出处】《医学统旨》

【组成】柴胡20克　香附15克　陈皮10克　枳壳10克　川芎15克　白芍20克　炙甘草7克

【功效】疏肝理气，活血止痛。

【用法】冷水煎服，煮30分钟，1天3次，趁温服用，连煮2天。

【加减】胁肋痛甚者加郁金、青皮、当归、乌药；肝郁化火者加栀子、黄芩。

【病例】向某，女，32岁，云南鹤庆人，公务员。2019年10月22日就诊，自诉失眠月余，因工作原因心情不畅，胸闷肋痛，纳减。四诊所见：舌边尖红，脉弦细，二便调。拟上方加减4剂而愈。

【按语】本方以肝气郁结、胁肋胀痛、情志抑郁、嗳气、脘腹胀满、脉弦为辨证要点。只要辨证精准，脉证合拍，就会收到满意疗效。

25 桂枝芍药知母汤

【出处】《金匮要略》

【组成】桂枝15克　芍药15克　知母20克　麻黄10克　白术20克　防风15克　生姜15克　附子30克（先煎）甘草6克

【功效】通阳行痹，祛风除湿。

【用法】开水煎服，附子先煎2小时，后放入诸药一起再煮30分钟，1天3次，温服，连煮2天。

【加减】剧痛难以屈伸、得热痛减者倍加麻黄、附子以温经散寒、宣痹止痛；身体关节肿胀、遇阴雨天加重者倍加白术以燥湿；湿邪甚者加薏苡仁、苍术以化湿邪；湿热重者重用芍药、知母，加石膏、黄柏等以清热利湿；正虚者加黄芪以益气扶正；有瘀者加桃仁、红花、乳香、没药以活血祛瘀。

例1：李某某，女，30岁，云南大理人，企业职工。2019年11月14日就诊，自诉3个月前因患感冒后相继出现咽痛、四肢关节痛，以下肢膝关节、踝关节为重，出汗后恶风怕冷。曾用大剂量抗生素、激素等治疗，咽痛消除，下肢膝、踝关节肿痛仍未缓解。化验检查：血沉4.5mm/h，抗链"O">1：500（+），类风湿因子（-）。四诊所见：面色㿠白，不能自步，仅能倚人蹒跚几步，双下肢膝关节、踝关节红肿，苔黄腻，脉数。拟上方加味：桂枝15克，芍药20克，麻黄10克，细辛6克，苍术15克，知母20克，附子20克（先煎2小时），防风15克，薏苡仁50克，鸡血藤15克，独活12克。4剂。

二诊：11月29日复诊，自诉服药后出汗较多，小便也增多，全身负重若失，下肢膝关节、踝关节红肿略减，疼痛减轻，能倚杖跛行。拟前方去麻黄、防风，加桃仁15克、蜈蚣2条。前后续服8剂，诸症消退，已能自己步行。

例2：张某某，男，68岁，云南鹤庆人，农民。2020年10月19日就诊。自诉1年前遇冷后双手指感觉麻木疼痛，得温缓解，未予治疗。近3月来左手食指、中指和无名指麻木疼痛加剧，且双手指尖呈青紫色，明显怕冷。四诊所见：面色晦暗，痛苦面容，舌苔白腻，脉沉细。拟上方加味：桂枝15克，白芍20克，知母15克，麻黄10克，附子20克（先煎

2小时），生姜15克，全蝎5克（冲服），桑枝15克，羌活15克，血竭10克，甘草7克。服用本方4剂后，疼痛减轻。效不更方，续服12剂后，双手指尖颜色转红，疼痛消失，至今未复发。

【按语】本方是针对风湿流注于筋脉、肢体疼痛肿大的有效方。方中桂枝、麻黄祛风通阳；附子温经止痛；白术、防风祛风除湿；知母、芍药养阴清热；生姜、甘草和中调胃。全方具有振奋卫阳、温通血脉之功，既可除湿于内，又可滋阴益肾祛风于外，驱邪不伤正。临床上可用于类风湿性关节炎、风湿性关节炎、纤维肌痛、坐骨神经痛、股骨头坏死、椎间盘突出、腱鞘炎、脉管炎等症的治疗，都有良好的疗效。

26 补中益气汤

【出处】《内外伤辨惑论》

【组成】潞党参25克　黄芪30克　当归20克　白术20克　柴胡15克　升麻10克　陈皮10克　甘草7克　大枣25克

【功效】补中益气，升阳举陷。

【用法】冷水煎服，煮20分钟，1天3次，趁温热服用，连煮2天。

【加减】腹中隐痛者加白芍以柔肝止痛；头痛者加蔓荆子、

川芎、藁本、细辛以疏风止痛；咳嗽者加五味子、麦冬以敛肺止咳；气滞者加木香、枳壳以理气解郁。

【病例】和某，男，70岁，云南丽江人，退休干部。2019年11月30日首诊，自诉大便艰涩月余，质溏，每日一二行，腹无胀痛，但有下坠感，肛门灼热，尿亦有热感，且伴有尿频但不渴。曾到多家医院就诊，服药、打点滴均无显效。四诊所见：痛苦面容，语言低微，舌淡胖、有齿痕，脉弦浮数、寸弱。考虑为中气不足，二便不畅。拟上方加知母20克，黄柏10克，火麻仁20克。4剂。

二诊：2019年12月16日复诊，大便通畅，下坠感消失，仍便溏，矢气较多，尿热消失，尿频缓解。守原方调理4剂。后电话告知，诸症消失，能参加老年活动。

【按语】本方是针对脾胃虚弱、气虚下陷、气虚发热的特效方，为补气升阳的代表方剂。本方应用广泛，临床上根据不同的病证，进退加减，神应无穷，也是传统中医方剂中的名方。

27 补阳还五汤

【出处】《医林改错》

【组成】黄芪60克　桃仁15克　红花15克　地龙15克　当归15克　赤芍15克　川芎20克

【功效】补气、活血、通络。

【用法】冷水煎服，煮30分钟，1天3次，趁温服用，连煮2天。

【加减】中风偏瘫，偏寒者加肉桂、巴戟天以温阳散寒；温热者加黄芩、生石膏、黄连；脾虚者加党参、白术以健脾益气；痰多者加半夏、天竺黄；语言不利者加石菖蒲、远志以开窍化痰；口眼涡斜者加白附子、僵蚕、全蝎以祛风化痰通络；下肢为主症者加杜仲、牛膝以引药下行，补益肝肾；头昏头痛者加菊花、蔓荆子、石决明以镇肝熄风。

【病例】寸某，男，66岁，云南鹤庆新华村人。2019年1月27日初诊，自诉手抖、头摇多年，时常伴有胸闷、舌麻、面部肌肉紧绷感。四诊所见：痛苦面容，语言低微，头部不时晃动，舌淡红，舌下静脉淤曲，苔薄微黄，脉弦滑。拟上方加减化裁4剂。

二诊：2019年2月16日复诊，手抖、头摇程度及其他诸症减轻。守原方加减化裁8剂。

三诊：2019年3月10日再诊，诸症大为改善。再予原方8剂而治愈。

【按语】本方是针对气虚血瘀而引起诸多病症的特效方，如半身不遂、口眼㖞斜、语言謇涩、下肢痿废及小便频数等痼疾。如辨证精准，本方对沉疴痼疾会起到非常好的治疗效果。

28 八珍汤

【出处】《瑞竹堂经验方》

【组成】潞党参25克　炒白术20克　茯苓20克　熟地黄20克　白芍20克　当归20克　川芎15克　炙甘草7克

【功效】补气益血。

【用法】冷水煎服，煮30分钟，1天3次，趁温服用，连煮2天。

【加减】若以血虚为主，眩晕心悸明显者加重熟地黄、白芍用量；若以气虚为主，气短乏力明显者加重潞党参、炒白术用量；兼见不寐者宜酌加酸枣仁、五味子。

【病例】张某，男，47岁，云南丽江人。2019年9月7日初诊，半年前因加班过度感到头昏乏力，当时未引起重视，休息两天后又继续工作，但头昏乏力未见好转。四诊所见：舌质淡红，苔薄白，脉沉细，形体消瘦，梦多，腰酸胀，血压偏低，证属肝肾两虚、气血不足。治疗宜补肝肾，益气养血。拟上方加减4剂。

二诊：服药4剂后，头昏乏力好转，血压正常，口渴喜饮。拟上方加生地黄、麦冬继服3剂。

三诊：服后症状消退，血压平稳，嘱改服补中益气汤和六味地黄丸1月。随访1年，症状消失，血压稳定。

【按语】 此方常运用于病后虚弱、各种慢性病及妇女月经不调等气血虚者，是治疗气血两虚证的常用方，以气短乏力、心悸眩晕、舌淡、脉细无力为辨证要点。

29 壮筋养血汤

【出处】《伤科补药》

【组成】 川芎20克　当归20克　白芷15克　续断15克　生地黄15克　牛膝20克　杜仲15克　红花15克　丹皮10克

【功效】 舒筋活血。

【用法】 冷水煎服，煮30分钟，1天3次，趁温服用，连煮2天。

【加减】 久伤、久病者加虫药。

【病例】 王某某，男，68岁，云南鹤庆人，退休干部。2019年8月初诊，自诉腰痛向右下肢放射，麻木，时重时轻，伴有酸软年余。CT显示L3、L4前缘有唇样增生。四诊所见：痛苦面容，言语低微，苔薄白，脉弦细。拟上方加全蝎、土元、威灵仙、血竭，10余剂后，症情消失而痊愈。

【按语】此方是针对慢性腰腿痛的常用方，对骨质增生、肌腱劳损而产生的局部组织微循环瘀阻、水肿、营卫不贯、经络不通引起的疼痛都有明显疗效。本方兼有壮筋养血、濡养气血和生新的效果。

30 天王补心汤

【出处】《摄生总要·摄生秘剖》卷一

【组成】酸枣仁20克　柏子仁20克　当归20克　天冬20克　麦冬20克　生地黄25克　党参25克　丹参20克　玄参10克　茯苓20克　五味子6克　远志10克　桔梗10克　甘草6克　辰砂1克（吞服）

【功效】滋阴清热，养血安神。

【用法】冷水煎服，煮30分钟，1天3次，趁温服用，连煮2天。

【加减】失眠重者可酌加龙骨、磁石以镇定安神；心悸甚者可酌加龙眼肉、夜交藤以增强养心安神之功；遗精者可酌加金樱子、牡蛎以固肾涩精。

【病例】张某，男，50岁，鹤庆金墩人，农民。2019年5月16日就诊，自诉不寐反复发作3年，加重3月。3年前每因劳累后出现入睡困难、多梦易醒，醒后更是难眠，寐时多则二三小时，少则彻夜难眠。曾口服安定片、谷维素等药，但后期多无显效。近3月来，由于过劳，上述症状加重，每夜入睡2小时左右，常伴有心悸不安、头昏乏力。四诊所见：舌红苔薄，脉细数，肢倦神疲，手足心热，口干少津。拟上方4剂服用。

二诊：服用后睡眠改善，每夜入睡4小时左右，心悸不安、头昏乏力、手足心热、肢倦神疲等症状均缓解，但仍入睡困难，心烦多梦，口干，舌红，苔薄，脉细略数。守上方重用酸枣仁、麦冬，再进4剂。

三诊：服药后诸症大减，每夜入睡6小时左右，偶有心烦，舌淡红，苔白，脉细。继服上方4剂。

四诊：病情明显好转，稳定，每夜入睡7小时以上，且醒后疲惫尽去，精神愉悦，舌淡红，苔薄白，脉缓。守方6剂以固疗效。

【按语】本方是针对心肾阴血亏虚所致神志不安的有效方，临床上以心悸失眠、手足心热、舌红少苔、脉细数为辨证要点，常用于神经衰弱、冠心病、精神分裂症、甲状腺功能亢进等所致的失眠、心悸复发性口疮等属于心肾阴虚血少者的治疗。

31 天麻钩藤饮

【出处】《中医内科杂病证治新义》

【组成】天麻20克　钩藤15克　决明子20克　栀子10克　黄芩15克　牛膝20克　杜仲15克　益母草15克　桑寄生20克　夜交藤15克　茯神20克

【**功效**】平肝息风，清热活血，补益肝肾。

【**用法**】冷水煎服，煮30分钟，1天3次，趁温服用，连煮2天。

【**加减**】眩晕较甚、唇舌或者肢体发麻者酌加代赭石、牡蛎、龙骨、磁石等以镇肝潜阳息风；肝火偏甚、头痛较剧、面红目赤、舌苔黄燥、脉弦数者酌加龙胆草、夏枯草、丹皮以清肝泻火；便秘者酌加大黄、芒硝以通便清热；肝肾阴虚明显者酌加女贞子、枸杞子、白芍、生地黄等滋养肝肾。

【**病例**】杨某，男，64岁，云南鹤庆人。于2019年11月12日初诊，自诉头痛不适1年余，于2018年10月23日突然出现左侧肢体无力，伴有头痛不适，意识清醒，急至大理市第一人民医院，查头颅CT示：脑出血，量约5mL，经治疗后病情稳定，现生活可自理。近1年来反复出现头痛不适，每日凌晨4时至5时发作伴加重，心烦易怒、夜寐不宁、口苦咽干，曾到医院检查CTA示左侧颈内动脉硬化，用药不详，症状未缓解，为进一步治疗而来就诊。自述平素喜饮酒。四诊所见：慢性病容，精神一般，行走拖沓，左侧鼻唇沟变浅，伸舌居中，声音含糊，舌质暗红，苔黄腻，脉弦数。拟上方4剂。

二诊：患者头痛症状明显减轻，但时有反复，心烦易怒、夜寐不宁症状稍有减轻，守原方加酸枣仁、远志、合欢皮。续服8剂。

三诊：患者诸症均消失，守上方加四物汤，再进4剂以巩固疗效。

【按语】本方是针对高血压病之眩晕、头痛的方剂,只要加减得当,亦可用于其他原因所致的眩晕,中风后遗症及绝经期综合征等,也是肝阳偏亢、肝风上扰证的特效方,临床应用以头痛、眩晕、舌红苔黄、脉弦为辨证要点。

32 酸枣仁汤

【出处】《金匮要略》

【组成】酸枣仁20克　甘草6克　知母20克　茯苓20克　川芎15克　远志10克

【功效】养血安神,清热除烦。

【用法】冷水煎服,煮30分钟,1天3次,趁温服用,连煮2天。

【加减】失眠心悸较重者酌加夜交藤、柏子仁、龙骨以增安神之功;血虚甚而头目眩晕重者酌加当归、白芍、枸杞子以增加养血补肝之功;虚热重而咽干口燥甚者加麦冬、生地黄以养阴清热;寐而易醒者酌加龙骨、珍珠母以镇惊安神;盗汗较重者酌加五味子、牡蛎以安神敛汗。

【病例】施某某,男,40岁,云南鹤庆人。2005年3月16日初诊。患者近3年来经常失眠,每晚需服用舒乐安定2～3片方可入睡。近1月来,家中事烦,失眠愈甚而前来诊治。四诊所见：失眠多梦，头晕头重，面色少华，心悸怔忡，体倦食少，口燥咽干，舌红、苔薄白，脉弦细。证属心脾两虚，阴血不足。治宜益气健脾，养血安神。拟上方加黄芪、白术、当归、香附。4剂，每2天1剂，分早、中、晚3次温服。

二诊：睡眠时间有所增加。守上方加夜交藤、合欢皮，再进4剂。

三诊：睡眠时间基本正常。守上方去香附，续服4剂。后以此方加减又服10余剂，诸症消失。随访半年，症状未复发。

【按语】本方是针对心悸不安、虚烦不眠、心失所养、魂不守舍的有效方剂。方中重用酸枣仁，以其性味甘平、养血补肝、宁心安神为君药；茯苓宁心安神，知母滋阴清热，为臣药，与君药枣仁相配，以助君药安神除烦之效。佐以川芎调畅气机，疏达肝气，与君药相配，相辅相成，具有养血调肝之妙。甘草生用，和中缓急，为使药。诸药相伍，一则养肝血以宁心神，二则清内热以除虚烦，共奏养血安神、清热除烦之功。

33 四神汤

【出处】《证治准绳·类方·泄泻》

【组成】吴茱萸8克　肉豆蔻15克　五味子6克　大枣20克

补骨脂10克　生姜15克

【功效】温肾暖脾，固肠止泻。

【用法】冷水煎服，煮30分钟，1天3次，趁温服用，连煮2天。

【加减】腰酸肢冷较重者酌加附子、肉桂、杜仲以温阳补肾；脱肛者可酌加黄芪、人参等以补气升提。

【病例】张某某，男，47岁，云南丽江人，职工。2019年7月11日初诊。四诊所见：反复腹泻半年，加重1周。半年前患者无明显诱因出现腹泻稀烂便，每天5~6次，无黏液脓液，偶有腹痛。曾在某医院做肠镜检查，无器质性病变，予以口服药与输液治疗（具体使用药物不详）；治疗后，稍有缓解，但每天仍有2~3次便。近1周患者腹痛加重，每天6~7次，呈水样便。此为脾阳虚运化失权，致水谷精微及水液下泻。腹部冷痛，为脾阳虚不能温煦腰府。四诊所见：舌质淡胖，脉沉细，均为脾肾阳虚之候。治宜温补脾肾、涩肠止泻。拟上方加减4剂。

二诊：连服4剂后，腹泻即缓，每天1~2次，呈糊状便，腹痛、腰酸减轻。效不更方，续用上方6剂而痊愈。

【按语】本方是针对脾胃虚弱、寒温不调、饮食失节或情志不畅致脾胃受损、运化失常，或者年老体弱肾阳不足，不能温煦脾阳，不能腐熟水谷而泄泻的有效方剂，对五更泄泻日久不愈，不思饮食、舌苔薄白、脉沉迟无力等也有很好的疗效。

34 调荣活络饮

【**出处**】《症因脉治》卷一
【**组成**】红花15克　桃仁15克　当归尾20克　赤芍15克
　　　　大黄8克　独活15克　秦艽15克　牛膝20克　桂枝
　　　　15克
【**功效**】活血通络，通瘀止痛。
【**用法**】冷水煎服，煮30分钟，1天3次，趁温服用，连煮
　　　　2天。
【**加减**】有寒者去大黄；有热者去桂枝。
【**病例**】

例1：寸某某，男，28岁，云南鹤庆人。1989年3月23
日就诊。患者于3月7日前因搬物件不慎"闪"伤腰
部，疼痛难忍。屈伸不能，X线摄片报告胸腰椎骨
质未见明显改变。曾口服去痛片、云南白药、三七
粉都无明显效果。由亲属扶持来诊。四诊所见：痛
苦面容，舌边尖红，苔黄糙，脉弦数，大便3日未
行。检查第3、4腰椎右侧明显压痛。证属气血瘀
阻型。治宜行气活血，通瘀止痛。用调荣活络饮
去桂枝加木香6克（后下）、郁金12克，1剂，水
煎服。

二诊：1989年3月25日复诊，大便稀，腰痛锐减，但腰部
活动不利。舌脉如前，守上方连服2剂而愈。

中医临证——古今验方选萃

例2：郜某某，女，49岁，云南鹤庆人，农民。1989年12月24日就诊，自述8年前有腰部跌伤史，曾住院治疗。但腰部仍隐隐作痛，过劳或者阴雨天，腰部疼痛加重。近月来，气温下降，腰痛难忍，屈伸受限，扶拐就诊。检查腰部无明显压痛，化验室检查血常规，抗"O"血沉均系正常值。X线片报告第2、3、4腰椎前缘呈唇样生长。四诊所见：舌淡胖，苔薄白，脉沉迟。证属慢性损伤性腰痛属风寒湿型。治宜舒筋通络，散风除湿。用调荣活络饮加川乌15克（先煎2小时）、薏苡仁40克、苍术30克、全蝎6克，连煎2剂，开水煎服，间日1剂。

二诊：1989年12月28日复诊，腰痛稍缓，但屈伸艰难，舌脉如前。守原方2剂。

三诊：1990年1月2日复诊，腰痛渐止，能屈伸活动，晚间腰部尚有不适感，四诊所见：舌淡红，苔薄白，脉象较前有力。嘱其续服原方5剂以巩固疗效。2月后随访，虽阴雨天，腰部未发生剧痛，能从事一般性的体力劳动。

【按语】本方是针对内、外伤引起的腰痛，因血瘀停滞致腰痛昼轻夜重，痛定一处，不能转侧，及脉涩者的有效方。本方遣药平中有奇，红花、桃仁有活血祛瘀之功效；当归尾、赤芍为血中之气药，独活、秦艽祛风胜湿、止痉镇痛，桂枝、牛膝和营生新；引血上行下达，左右逢源，能促进损伤组织的吸收和荡涤肠胃之淤积，推陈致新，改善局部微循环。而小剂量大黄与诸药同煎，寓意较深，中病即止。本方在临床使用中如辨证准确，灵活加减，对外伤性腰痛的治疗是一首行之有效的古方。

35 复元活血汤

【**出处**】《医学发明》

【**组成**】柴胡20克　当归20克　鳖甲或全蝎20克　桃仁15克红花15克　大黄15克　甘草7克　瓜蒌根10克

【**功效**】疏肝通络，活血祛瘀。

【**用法**】冷水煎服，煮30分钟，1天3次，趁温服用，连煮2天。

【**加减**】气滞甚者加郁金、川芎、香附、木香；血瘀甚者加乳香、没药、玄胡、三七；上肢损伤者加姜黄、桂枝；下肢损伤者加牛膝、木瓜。

【**病例**】和某某，男，43岁，云南丽江人，居民。2017年8月11日初诊。自述因在建筑工地做工，从二层脚手架上跌落，右侧第7、8、9肋骨骨折，曾在某医院住院治疗好转出院。现已3月多，但右肋部时发隐痛，按之更痛，睡眠不安，多梦。四诊所见：面色晦暗，右胸肋按之疼痛，舌质暗红，苔黄腻，脉弦细。拟上方4剂。

二诊：8月30日复诊，右胸肋疼痛减轻，睡眠改善，但大便日行2次，时有腹痛。守原方去大黄加香附、玄胡，4剂而愈。

【按语】本方是针对胸、肋等软组织属血瘀隐痛的有效方。

36 少腹逐瘀汤

【出处】《医林改错》卷下

【组成】小茴香5克　干姜10克　桂枝10克　蒲黄10克　五灵脂10克　没药10克　当归20克　赤芍15克　川芎15克　延胡索15克

【功效】活血祛瘀，温经止痛。

【用法】冷水煎服，煮30分钟，1天3次，趁温服用，连煮2天。

【加减】若头昏酌加党参、黄芪；若见湿热症酌减干姜、桂枝用量，加黄柏、滑石；若便结加大黄、厚朴。

【病例】

例1：张某某，女，46岁，云南鹤庆人，农民。2017年6月8日初诊，自述下身（阴道）点滴出血2月余，时多时少，时有时无，先后经中西医治疗出血停止，以为病已愈。停止治疗月余。但近3~5天以来，又开始点滴出血，量多色紫，有瘀块，小腹疼痛，伴有头昏眼花，全身不舒，精神疲倦。四诊所见：神情痛苦，面色灰白，舌质暗红，苔淡白，脉弦紧。拟上方加炮姜易干姜、炒蒲黄、焦艾叶、阿胶珠，2剂。

二诊：6月13日复诊，自述服药后流血量明显减少，小腹痛已止，仅有不舒感，头昏身疲也有好转。效不更方，拟上方再服3剂。

三诊：6月20日服诊，自述近3天来流血已停止，精神尚好，仅有轻微头昏身疲。为防止症状复发，拟八珍汤加减3剂，以善其后。2个月后电话随访，至今未复发。

例2：何某某，男，68岁，云南鹤庆人，农民。初诊自述小腹疼痛10余天，伴发胀，中、下腹压痛，大便结，3日未行，肠鸣，胃难受，尿分叉涩痛，纳呆，口不渴。四诊所见：痛苦面容，舌紫，苔黄褐、干，脉弦数。拟上方加大黄15克，陈皮10克，滑石30克，甘草7克，2剂。

二诊：腹痛消失，守原方2剂，诸症消失。

【按语】本方是针对下半身气血瘀堵证的有效方，是常用的方剂之一，尤其对妇科的多种疾病均有较好的疗效。本方对慢性盆腔炎、痛经、输卵管阻塞、不孕症、子宫肌瘤、肠粘连、卵巢囊肿、老年性前列腺增生等都有明显的治疗效果。值得注意的是，应用本方要辨证精准、加减得当，如此才能提高疗效。

37 身痛逐瘀汤

【出处】《医林改错》卷下

【组成】秦艽10克　川芎15克　桃仁15克　红花15克　羌活15克　没药10克　当归20克　五灵脂10克　香附15克　牛膝15克　地龙15克　甘草7克

【功效】活血祛瘀，调经止痛，祛风除湿。

【用法】冷水煎服，煮30分钟，1天3次，趁温服用，连煮2天。

【加减】发热者去没药、五灵脂，加苍术、金银花；体虚者加黄芪。

【病例】

例1：和某某，男，53岁，云南丽江人，居民。2018年10月13日就诊，自述CT查出椎间盘L3、L4、L5膨出，右腰及下肢胀痛。曾辗转多家医院治疗，中西医治疗月余，效果不佳，时好时坏。患者拿出之前所服用过的处方，观其方药，大多是补肾壮腰之类。四诊所见：表情痛苦，善谈吐，右下肢疼痛，起身行走困难，舌淡红，苔薄白，脉弦细。拟上方加黄芪30克。3剂。

二诊：疼痛大减，守原方续服8剂。可下地干活，病愈。

例2：陈某，女，46岁，云南剑川人，公务员。2017年8月16日初诊，自诉左侧肩关节酸痛、麻木，活动受限年余，近来加剧7天。尤以夜间睡眠时疼痛剧

中医临证——古今验方选萃

烈，上举及后伸时肩部疼痛，集中于肩前及肩外侧部。四诊所见：左肩皮肤正常，左肩三角肌轻度萎缩，上举及后伸时疼痛加剧，肱二头肌长头肌腱，喙突，肱骨大结节压痛。经X线平片显示：肩关节诸骨骨小梁疏松，骨皮质变薄，骨质无破坏。曾服用中药羌活胜湿汤，并经过理疗、按摩、针灸，疗效都不佳。证属经络阻滞，气血运行不畅。拟上方加味：片姜黄10克，秦艽10克，川芎15克，桃仁10克，红花10克，甘草6克，羌活15克，没药10克，炒五灵脂10克，香附15克，牛膝15克，地龙10克，当归15克，桂枝20克，黄芪30克，蜈蚣2条。前后加减服用20剂。共2个疗程。症状全部消除，功能恢复正常。

【按语】本方是针对痹症有淤血且日久不愈患者的有效方。现今临床运用治疗背肌筋膜炎、带状疱疹、肩周炎、神经根型颈椎病、类风湿关节炎、糖尿病痛性神经病变、慢性腰肌劳损、椎间盘突出、坐骨神经痛、冠心病、下肢静脉血栓、膝关节创伤性滑膜炎、痛经等，均有很好的疗效。

38 舒筋活血汤

【出处】《伤科补要》卷三

【组成】独活15克　羌活15克　五加皮10克　青皮10克　荆

芥15克　防风15克　当归20克　怀牛膝15克　续断
15克　杜仲15克　红花15克　枳壳10克

【功效】舒筋活络，祛风止痛。

【用法】冷水煎服，煮30分钟，1天3次，趁温服用，连煮2天。

【加减】疼痛甚者加乳香、没药；湿盛者加薏苡仁、防己、白术；上肢损伤者加桂枝，去独活、怀牛膝；下肢损伤者去羌活。

【病例】拉某某，女，40岁，云南香格里拉人，农民。2017年6月3日初诊，自诉右肩关节刀割一样疼痛1周，尤以夜间痛甚，右肩曾有外伤史，当地用药，局部封闭，病情不轻反而加重，双肩摄片对比，患肩无异常发现。四诊所见：痛苦面容，患肩置于外展10°~15°的被动强直位，前屈、后伸、外展、内收、上举等肩关节旋转功能基本丧失。动则剧痛，肩峰下滑囊部，肱二头肌长头肌腱部压痛明显，苔白腻，脉弦紧。拟上方酌加木香、桂枝、乳香、没药。4剂，2日1剂，日服3次，并嘱患者忍痛做旋转活动。

二诊：患者疼痛好转大半。守原方4剂煎服，嘱同样做旋转活动。

三诊：患者疼痛基本消失。续原方不加减4剂而痊愈。

【按语】本方是针对劳伤、外伤，感受风寒湿邪，内因气血不足，经络瘀阻，营卫气血不畅日久，肌肉挛缩而引起疼痛的方剂。同时本方也可以治疗筋络、筋膜、筋腱损伤，是伤筋中期及骨折、脱臼复位后调理之首选方剂。

39 炙甘草汤

【出处】《伤寒杂病论》

【组成】炙甘草10克　生姜10克　桂枝10克　太子参25克
生地黄30克　麦冬20克　火麻仁15克　大枣25克
阿胶15克（烊化）　白酒3滴（引）

【功效】益气滋阴，通阳复脉。

【用法】冷水煎服，煮30分钟，1天3次，趁温服用，连煮2天。

【加减】不寐者加枣仁、柏子仁；阴虚血燥者加重生地黄、麦冬用量；心阳偏虚者易桂枝为肉桂；阴虚内热较甚者去生姜、桂枝、酒引，酌加知母、黄柏。

【病例】寸某，男，74岁，云南鹤庆人，退休干部。2019年10月24日初诊，自述半年前无明显诱因出现心悸，以早晨、夜间心悸发作明显。曾于大理某医院就诊，做普通心电图、动态心电图、心脏彩超等检查，提示心律失常、频发房性早搏，未见心脏器质性病变。予稳心颗粒口服，心悸稍有减轻，但症状缓解不明显，仍频发早搏。患者自行停服稳心颗粒。患者既往有高血压病史，多家医院就诊后，长期口服倍他乐克、氨氯地平，并在某中医馆服用中

中医临证——古今验方选萃

药30余剂，症状稍有减轻，但不显著。四诊所见：患者心悸，以早晨及傍晚心悸症状明显，夜间睡眠差，视物模糊，动则易出汗，下肢乏力，大便正常，夜尿增多(约5次/晚)，精神欠佳。舌体胖大有齿印，舌质淡，苔黄腻，脉结代，略沉。辨证为气血阴阳亏虚，心脉失养证。治气血阴阳并补，宁心安神。拟上方加减化裁4剂，饭后温服。

二诊：患者精神明显好转，早搏次数减少，肢软减轻，心慌症状基本消失，睡眠改善，动则易出汗及夜间出汗好转，虽然仍有早搏，但自觉心悸症状基本消失，脉沉、脉结代较前明显缓解，舌胖有齿印，苔略黄。以前方为基础调整药物：炙甘草15克，桂枝15克，茯神20克，淫羊藿20克，浮小麦40克。4剂。服法同前。

三诊：早搏次数明显减少，无心慌、心悸，睡眠改善，出汗减轻。效不更方，继服上方8剂以固疗效。

【按语】本方是针对心悸、脉结代患者的有效名方。其症是伤寒汗、吐、下或失血后，或杂病阴血不足，阳气不振所致。尤其是老年患者阴阳亏损，导致气血阴阳不足，故出现上述诸症。阴血不足，血脉无以充盈，加之阳气不振，无力鼓动血脉，脉气不相接续，故脉结代。阴血不足，心体失养，或心阳虚弱，不能温养心脉，故心动悸。治宜滋心阴、养心血、益心气、温心阳，以复脉定悸。在临证中，本方与验方通脉饮交替并用，疗效甚佳。

40 旋覆代赭汤

【**出处**】《伤寒论》

【**组成**】旋覆花15克　半夏15克　党参20克　代赭石20克
　　　　　生姜15克　大枣20克　甘草7克

【**功效**】降逆化痰，益气和胃。

【**用法**】开水煎服，煎煮40分钟，1天3次，趁温服用，连煮
　　　　　2天。

【**加减**】胃气不虚者去党参、大枣，加重代赭石用量以增重
　　　　　降逆之效；痰多者加茯苓、陈皮以助化痰和胃之
　　　　　力；吐酸者加瓦楞子、乌贼骨。

【**病例**】寸某某，男，48岁，云南鹤庆人，职工。2019年
　　　　　10月17日初诊，自诉烧心泛酸反复发作1年有余，
　　　　　发作时自行服用洛赛克，症状好转，近日因家庭琐
　　　　　事生气，又出现上述症状，再服用洛赛克无效，遂
　　　　　来求治。心电图及腹部B超无异常，胃镜提示反流
　　　　　性食管炎(C级)、慢性胃炎伴胆汁反流。四诊所见：
　　　　　形体瘦弱，时有嗳气，舌苔黄腻，脉沉细滑。证为
　　　　　肝胃失调，气逆不降。治宜辛开苦降，和胃降逆。
　　　　　拟原方加减化裁，服用3剂后症状明显好转，继服6
　　　　　剂后症状消失。

【**按语**】本方是针对泛酸嗳气患者的有效方。从中医辨证分
　　　　　析，由于人体五脏六腑生理上相互联系，病理上相
　　　　　互影响，病变过程中的胃气上逆症不仅可由胆之邪

气引起，其他脏器功能失调亦可导致。如肝主疏泄，调畅气机，疏泄失常，横逆犯胃，胃气失其和降之功；与胃互为表里，同居中焦，为气机升降之枢纽，共同维持中焦气机升降，若脾不升清，则影响胃之降逆；肺主气，主肃降，肺胃不和，胃气上逆。因此，辨证应疏肝利胆，升脾和胃。

41 阳和汤

【出处】《外科证治全生集》

【组成】熟地黄30克　鹿角胶15克（烊化）　白芥子8克（炒、研）　肉桂3克　麻黄6克　甘草6克　炮姜5克

【功效】温阳补血，散寒通滞。

【用法】冷水煎服，煮30分钟，1天3次，趁温服用，连煮2天。

【加减】气血不足者加党参、黄芪；阴寒重者加附子（开水先煎2小时）以温阳散寒；有淤血者加丹参、当归。

【病例】2019年1—6月，10例患者均系门诊病人，男性4例，女性6例；年龄最小的56岁，最大的83岁；病程最长的已记不清发病年月，最短者6年。10例患者均做血常规、抗"O"化验。除2例抗"O"弱阳性外，其余8例化验均为正常。

临床症状及体征：患者主要体现在腰腿疼痛，甚则扶拐行走，活动时疼痛加重，年龄偏大。女患者病史显示，多为绝经后发生腰痛，持续迄今。腰腿疼痛与气候节令变化无明显差异，投以抗风湿类药治疗无效。X线检查，骨质密度普遍性降低，骨质菲薄，骨松质部骨小梁变细、减少。在椎体部位常呈现栅状排列的纵行骨小梁，椎体间隙呈梭形或椎体楔状改变（无外伤史）。

治疗方法：10例患者均以内服阳和汤加味为基本方：熟地黄30克，肉桂3克，麻黄6克，鹿角胶15克，白芥子8克，姜炭5克，仙灵脾12克，淡大芸12克，骨碎补12克，鸡血藤12克，自然铜10克，甘草6克，痛甚者加威灵仙、郁金；头昏者加钩藤；纳呆者加陈皮、白术；心悸者加枣仁、远志。2～3天1剂，30剂为1疗程。

治疗效果：腰腿痛症状明显改善，能弃拐行走，步态稳健。X线检查与原生对照，骨质密度增强，骨松质部骨小梁略有增加、好转，但行走过度，腰部尚有不适感和酸胀痛。疗效分析：显效7例，好转3例。门诊随访1年，其中显效2例，腰腿痛再度复发，但症状减轻，守上方加味好转停药。3例好转者，病情稳定，无反复现象。

典型病例：杨某某，女，68岁，云南鹤庆人，农民。1984年6月7日初诊，主诉无腰腿外伤史，51岁停经以来，腰部、双髋疼痛加剧。到处求医问药，腰腿疼痛如故，服药无效。疼痛逐日加重，近日来乃至扶拐行走。四诊所见：脉沉细，舌边尖红，舌苔白。患者躬腰扶拐，表情麻木痛苦。腰部、髋部外观畸形。血常规、尿常规、抗"O"均为正常。X线报告：腰椎第3、4、5椎体骨小梁呈栅状，第3腰椎呈楔样改变。双侧股骨头皮质菲薄，骨小梁间隙加大、稀松、密度减低。服用阳和汤加味1疗程。腰腿疼痛大减，但活动时仍有酸胀感，继服1疗程能弃拐行走，步态稳健。

摄片报告：1985年8月16日检查出结果，与原片对照，腰椎第3、4、5未见明显异常改变，但双股骨头骨小梁密度增高，皮质增厚。

【按语】本方是针对素体阳虚，营血不足，寒凝湿滞，痹阻于肌肉、筋骨、血脉所致的各类病症的有效方剂。据有关临床报告，用本方加减可治血栓闭塞性脉管炎、卵巢囊肿及恶性肿瘤。阳和汤适应证为阴证患者，在治疗包括恶性肿瘤在内的多种阴证患者时，能够起到非常好的疗效，是中医名方中极为难得的一首治疗疑难杂症的方子。只要辨证准确，阳和汤的功效确实不可小觑。但简单套用本方亦十分危险。历代中医前鉴在阳和汤的临证中，均有阳证或半阴半阳证患者口莫沾唇的垂询，所以临床辨证一定要认真细致、小心谨慎。

42 一贯煎

【**出处**】《续名医类案》

【**组成**】沙参20克　当归20克　麦冬20克　生地黄20克　枸杞子20克　川楝子15克

【**功效**】滋阴疏肝，养肝和胃。

【**用法**】冷水煎服，煮30分钟，1天3次，趁温服用，连煮2天。

【**加减**】大便结者加瓜蒌仁；有虚热或汗多者加地骨皮；舌红而干者加石斛；腹痛者加白芍、甘草；纳呆腹胀者加神曲、麦芽；口苦者酌加黄连；痰多者加川贝母。

【**病例**】孙某某，男，36岁，云南鹤庆人，职工。2017年7月2日来诊，自诉1年前患有乙肝，经中西医治疗未能见效。四诊所见：腹胀，两胁灼痛，双目干涩，时有腰酸痛，五心烦躁，盗汗，四肢无力，舌红少津，苔白，脉沉细数。证属素体胃阴不足，日久化热伤津。宜滋养肝胃之阴，佐以疏调肝气。拟上方加玄胡20克，佛手15克，郁金10克，石斛15克，白芍20克。4剂。

二诊：7月24日复诊，自诉病有好转。守原方4剂服之，诸症消失。

【**按语**】本方是针对阴虚肝郁、脾胃不和所致脘胁疼痛患者的有效方剂。凡腹胁痛，非肝木有余，即肝阴不足。凡性情多怒之人常患腹胁痛，胁痛初在经，久则入络，亦应加入活血化瘀之品。治法不外《内经》所言甘源、辛散、酸泻之法，肝为刚脏，用药必以柔剂才好。因此对肝阴不足体虚或精血受伤、肾阳不足、肝血不足、胁络失养出现的郁热滞络胁肋隐痛、悠悠不休、遇劳加重、口燥咽干、心中烦热、头昏目眩、舌红少苔、脉弦细均宜一贯煎主之。临床常用于治疗胃溃疡、胃炎、慢性肝炎、肋间神经痛、慢性结肠炎、高血压病等属于肝肾阴虚类型的病症。

43 血府逐瘀汤

【出处】《医林改错》

【组成】桃仁15克　红花15克　生地黄15克　赤芍15克　当归20克　川芎10克　桔梗10克　枳壳10克　牛膝15克　甘草6克　柴胡15克

【功效】活血化瘀，行气止痛。

【用法】冷水煎服，煮30分钟，1天3次，趁温服用，连煮2天。

【加减】若瘀痛入络，加全蝎、地龙、三棱、莪术；若气机郁滞过重，加川楝子、香附、青皮；若血瘀痛经，去桔梗加香附、益母草、泽兰等以活血调经止痛；若胁下有痞块属血瘀者，酌加丹参、郁金、水蛭等以活血破瘀。

【病例】王某，男，61岁，云南鹤庆人。2017年8月6日就诊，自述左下肢无力已1年。四诊所见：左足踝酸麻，心悸胸闷，寐可，无夜间阵发性呼吸困难，纳呆，便调。面色萎黄，唇紫暗，舌红中裂、苔薄腻，脉弦细。烟龄30多年，目前每天10支左右，无血糖升高史，有高血压5年余，不规则服降压药，血压控制欠佳。外院诊断为腔隙性脑梗死。拟上方加减3剂。

二诊：8月16日复诊，患者似有舒适感。如此守原方加减调理3月后，患者纳佳，血压平稳，下肢无力感等不适症状消失。

【按语】本方是针对治疗各种复杂多变、久病的血瘀气滞等证的有效方剂。只要符合血瘀的病机，均可在上方基础上加减得到治愈。本方被医家习惯以活血化瘀论功，并被视为血瘀证古方，此方临床适应证甚广，现代医学将其广泛应用于神经系统、心血管系统、消化系统、妇产科等的治疗，是一首有效的名方。

44 菊花茶调散

【出处】《丹溪心法附余》卷十二

【组成】菊花10克　川芎15克　荆芥15克　羌活15克　甘草

6克　白芷15克　细辛6克　防风15克　蝉蜕8克 僵蚕15克　薄荷15克（后下）

【功效】 清头明目，解表退热。

【用法】 冷水煎服，煮30分钟，1天3次，趁温服用，连煮2天。

【加减】 寒邪偏甚者加桂枝、麻黄；项背痛者加葛根；风热偏甚者减羌活、细辛，加蔓荆子、钩藤；口眼麻木者加蜈蚣、全蝎。

【病例】 吴某，女，39岁，云南鹤庆人，职工。因右侧偏头痛反复发作3年，于2019年9月21日就诊，自诉每情绪变化或疲劳或受凉而诱发，发作时头痛剧烈，双目胀痛，不能睁眼，服用去痛片等可稍缓解，每次发作持续2~3天。脑血流图提示血管紧张度增高，诊断为血管性头痛。四诊所见：舌质红，苔薄白，脉细弦。治宜疏散风热，活血通络止痛。拟上方加味：菊花15克，蝉蜕8克，白芷15克，羌活15克，荆芥15克，细辛6克，防风15克，薄荷15克（后下），甘草7克，川芎20克，僵蚕15克，蔓荆子20克，柴胡20克，黄芩15克，郁金15克。3剂，水煎服，分早中晚3次温服。

二诊：服药3剂后，头痛基本消失。效不更方，为巩固疗效，接上方续用3剂而痊愈。

【按语】 本方是针对风热上扰头目引起的各种证候的特效方，在川芎茶调散的基础上加菊花、蝉蜕、僵蚕而成。较川芎茶调散增强疏散风热、清利头目功效。

若加减得当，辨证精准，本方也是治疗颜面神经麻痹的一首好方子。

45 六郁汤

【**出处**】《丹溪心法》

【**组成**】焦山楂15克　焦神曲20克　半夏15克　茯苓20克　陈皮10克　连翘15克　莱菔子15克　炙甘草7克

【**功效**】消食和胃，理气和中。

【**用法**】开水煎服，煮40分钟，1天3次，趁温服用，连煮2天。

【**加减**】本方药力较缓，积食较重者加枳实、槟榔；苔黄脉数者加黄连、黄芩；大便秘结者加大黄；兼脾虚者酌加白术。

【**病例**】张某某，女，39岁，云南鹤庆人，企业职工。自诉平素纳少，不敢多食，食多则胀，食不下，口干。

四诊所见：舌红少津，苔微黄，脉细数。证属腹胀满病（食滞胃脘症），治宜消食和胃。拟上方加南沙参20克，天花粉15克。7剂。

二诊：纳少改善，口干、胃胀减轻。拟上方又进7剂。

三诊：纳少明显改善，口已不干。上方去莱菔子，加枳壳10克。续服1个月而愈。

【**按语**】本方是针对食积内停、脘腹痞满胀痛、嗳腐吞酸、恶食呃逆或大便泄泻等症的特效方。

46 龙胆泻肝汤

【出处】《医方集解》引《太平惠民和剂局方》

【组成】龙胆草10克 栀子10克 黄芩15克 柴胡15克 生地黄20克 车前子20克（布包） 泽泻15克 木通10克 甘草7克 当归20克

【功效】清泻肝胆实火，清利肝经湿热。

【用法】冷水煎服，煮30分钟，1天3次，趁温服用，连煮2天。

【加减】若肝胆实火较盛，去木通、车前子，加黄连以助泻火之力；若湿盛热轻，去黄芩、生地黄，加滑石、薏苡仁以增强利湿之功；若玉茎生疮或便毒悬痈，以及阴囊肿痛、红热甚，去柴胡，加连翘、黄连、大黄以泻火解毒。

【病例】唐某某，女，30岁，云南永胜人，居民。2019年8月20日初诊，自诉尿急尿痛月余，伴腰膝酸软，下腹坠胀，口干口苦。发病后曾在乡卫生院就诊，予以西医治疗，一度好转，近1周又有加重。四诊所见：舌红，苔黄腻，脉濡数。查小便常规：淡黄，微浑，红细胞（+++），白细胞（++），确诊"淋症"（下焦湿热证），由湿热蕴阻，下趋膀胱，气化失利所致。拟上方加味：龙胆草10克，炒栀子10克，黄芩15克，柴胡15克，生地黄25克，泽泻15克，泽兰15克，茯苓20克，木通10克，甘草7克，车前子20克（布包），滑石粉30克，石椒草10克。4剂。并嘱患者多饮开水，每日不少于2000mL。

二诊：尿频尿急症状明显减轻。守原方再服4剂。服后诸症痊愈，查尿常规正常。

【按语】本方是针对由肝胆实火、肝经湿热引起的诸证候的特效方。本方具有清脏腑热、清泻肝胆实火、清利肝经湿热之功效，主治肝胆实火之炎症，如头痛目赤、胁痛、口苦、耳聋、耳肿、带状疱疹、舌红苔黄、脉弦细数、肝经湿热下注等症。对阴肿阴痒、小便淋浊或妇女带下黄臭等，本方是一首疗效显著的名古方。本方药物多为苦寒之性，药量不能过大，服药时间不宜过久，以防伤及正气。使用本方必须抓住主证，一是热象：面赤如醉，舌红，苔黄，口苦口干，小便黄浊；二是湿象：舌苔胖嫩，多有齿痕，苔腻，下肢浮肿；三是肝脉循经症状明显。故宜辨证精准，审慎用药，如此才能药到病除。

47 麻桂温经汤

【出处】《伤科补要》卷三

【组成】麻黄15克　桂枝15克　红花15克　白芷15克　细辛6克　桃仁15克　赤芍15克

【功效】温经散寒，活血祛瘀。

【用法】冷水煎服，煮30分钟，1天3次，趁温服用，连煮2天。

【加减】若兼湿邪，加羌活、独活、防己、木瓜；若治腰部损伤，加狗脊、桑寄生、续断、杜仲。

【病例】吴某某，男，47岁，云南鹤庆人，农民。2019年10月10日初诊，自诉3年前收割水稻时遭淋雨受寒，出现腰部酸痛、发凉，气候阴冷时加重。近期因天气变化，疼痛加剧，腰不能俯仰，连及臀部和下肢都有不适感，长时间行走困难。四诊所见：舌质淡，苔薄白，脉沉紧。症系淋雨涉水寒湿入侵，客于经络，气血不畅引起。治宜温经通络，祛寒散湿，强腰固肾，利气止痛。拟上方加甘草、连翘、川芎、杜仲、续断。3剂。

二诊：10月22日就诊，自诉上方服用3剂后，腰部及下肢疼痛减轻，但腰部及下肢又出现酸麻胀痛的情况。在原方基础上加地龙、木瓜，又进3剂。

三诊：11月2日就诊，自诉疼痛大幅减轻，腰能俯仰，能独立下床及长时间行走，酸麻胀痛感消失。效不更方，续服约10剂后，所诉症状消失而愈。

【按语】本方是治疗筋骨疼痛、活动不利的有效方剂。尤其对肌腱受损后期感受风寒的患者，本方的临床疗效更佳。本方还对寒邪凝滞而引发的风湿性关节炎、陈年老伤有一定的治疗作用。

48 羌活胜湿汤

【出处】《脾胃论》

【组成】羌活15克　独活15克　藁本15克　防风15克　蔓荆子15克　川芎20克　炙甘草6克

【功效】益气和营，祛风胜湿。

【用法】冷水煎服，煮20分钟，1天3次，趁热服用，连煮2天。

【加减】若湿邪较重，肢体酸楚甚，加苍术、细辛、威灵仙、白术以助祛湿通络；若郁久化热，加黄芩、黄柏、知母以清里热；若血瘀，加姜黄、红花以活血通络。

【病例】李某某，女，39岁，云南大理人，职工。2019年4月27日初诊，自诉患颈肩部关节疼痛数年，现颈项后背酸痛重，不可回顾，上臂屈伸不利，腰部酸困，手脚冰凉。每遇阴天下雨，症状加重，痛不可忍。带下量多、色白、黏腻。口不渴，时有恶心，厌油腻，小便短黄，大便溏薄。曾服用芬必得等药物，当时减痛，过后疼痛如故。四诊所见：舌苔白厚而腻，脉沉。拟上方加味：羌活15克，独活15克，川芎20克，甘草7克，蔓荆子20克，藁本15克，防风15克，桂枝15克，苍术15克，白术20克，生姜10克。4剂，水煎服，2日1剂，每日分早中晚3次温服。

二诊：5月11日就诊，自诉服用4剂后项背之痛大减，带下减少，仍舌苔白腻，小便短黄。拟本方加减：苍术10克，厚朴15克，陈皮10克，生姜10克，茯苓30克，猪苓20克，桂枝10克，羌活15克，防风15克，独活15克，白芍20克，白术10克，泽泻15克。拟方4剂，服药后诸症皆愈。

【按语】 本方是针对风湿在表证的有效方剂。据现代药理研究，本方具有抗炎、镇静、镇痛、抗菌、抗病毒、抗过敏等作用。其中羌活、独活、藁本，可解热、抗炎、抗病毒、降血压；川芎扩张血管，增加冠状血流量，抑制血栓形成，改善微循环、镇静、抗菌；炙甘草增强吞噬和免疫功能，抗炎解毒、抗微生物。所以，本方在中医临证中是一首收效很好的常用方子。

49 清胃散

【出处】《脾胃论》

【组成】 当归20克　黄连8克　生地黄20克　丹皮15克　升麻10克

【功效】 清胃凉血，泻火止痛。

【用法】 冷水煎服，煮30分钟，1天3次，趁热服用，连煮2天。

【加减】 肠燥便秘者加大黄以导热下行；口渴饮冷者加重

石膏用量，再加玄参、天花粉以清热生津；胃火炽盛之牙衄者加牛膝以导血热下行。

【病例】陈某某，女，45岁。2019年8月13日就诊，自诉有糖尿病病史4年余，一直口服降糖药，常口干口苦，易饥多食，尿色黄赤。近数月来口臭严重，影响与他人交往，令其痛苦莫名。四诊所见：患者形体偏胖，舌质红，苔黄燥，脉象数。拟上方加减2剂。

二诊：8月17日复诊，服上方2剂后，口干苦症消失，口臭亦较前减轻。守上方2剂而痊愈。

【按语】本方是针对胃肠湿热症状引起的口干、口苦、口臭、牙痛、牙龈红肿或唇舌腮颊肿痛的有效方。在临床上，本方常用于口腔炎、三叉神经痛、痤疮等属胃火上攻者。但使用此方要辨证精准，证候如属风寒或肾虚火炎者，不宜使用此方。

50 清营汤

【出处】《温病条辨》

【组成】水牛角20克　生地黄20克　元参10克　竹叶10克
金银花15克　连翘15克　黄连8克　丹参10克　麦冬20克

【功效】清营解毒，透热养阴。

【用法】冷水煎服，煮30分钟，1天3次，趁热服用，连煮

2天。

【加减】气分热多而营分热轻者重用金银花、连翘、竹叶，减少水牛角、生地黄、玄参用量；暑热邪入心包、高热、烦渴、舌干绛者加服紫雪丹以清热息风镇痉；乙型脑炎，流脑患者加天麻、钩藤以清热息风；患皮炎者加地肤子、紫草。

【病例】姜某某，男，75岁，云南鹤庆人。2019年5月28日初诊，自诉四肢病变，反复发作2年多，曾先后就诊于各大医院未获明显疗效。四诊所见：四肢、踝部及足背有明显红斑、丘疹、抓痕等，以右踝部及足部为重，伴有渗出、黄色结痂，剧烈瘙痒。患者面部红赤，手足心热，舌质红绛，有裂纹，舌苔薄白，黄腻，脉弦数。拟上方加味：水牛角20克，生地黄20克，元参15克，竹叶15克，金银花15克，连翘30克，黄连8克，丹参15克，麦冬20克，防风15克，蝉蜕8克，苍术15克，甘草7克，苦参15克。3剂。

二诊：药后面红、手足心热均减，四肢症状明显消退，右踝部及足背渗出明显减轻，瘙痒显著缓解，舌裂纹变浅。效不更方，守原方3剂。

三诊：四肢皮疹已完全消退，右踝部及足部已无渗出，仅偶有瘙痒，舌质变淡，裂纹基本消失，苔薄。守原方3天1剂。服用2个月，疗效稳定，皮疹完全消退，对运动、饮酒和局部刺激耐受增强。嘱2个月后复查。

【按语】本方是针对温病热邪传入营分证的有效方。在中医临床应用上，以身热夜甚，烦躁不眠，时有谵语，身见斑疹，口渴欲饮，苔黄、舌干绛为其主证候。在现代应用中适用于治疗高热、昏迷、感染性心内膜炎、皮肤黏膜淋巴结综合征、药疹、急性附件炎、产褥感染、化脓性腮腺炎、胆囊炎、烧伤、水痘、过敏性紫癜。痤疮、中耳炎、精神分裂症、鼻衄、麻疹、化脓性扁桃体炎等病症，必须症见身热夜甚、时有谵语、心烦不眠或斑疹隐隐、舌质红绛而干、脉细数者之患者。辨证精准，本方投之有奇效。

51 人参养荣汤

【出处】《三因极一病证方论》

【组成】潞党参25克　炒白术15克　茯苓15克　当归20克　白芍15克　熟地黄20克　炙甘草7克　黄芪30克　肉桂3克（后下）　五味子6克　陈皮10克　远志10克

【功效】益气补血，养血安神。

【用法】冷水煎服，煮30分钟，1天3次，趁热服用，连煮2天。

【加减】遗精便泄者酌加龙骨、淫羊藿、锁阳；咳嗽者酌加阿胶；热像不显者减轻白芍用量。

【病例】李某，女，43岁，云南鹤庆人。2019年9月21日初诊，自诉寐差多梦10余年，难入睡，易惊醒，晨起困乏，黑眼圈较重，平素畏寒。四诊所见：面色萎黄，纳呆，月经量少，色正，无血块，行经时腰酸乏力，二便调，舌淡，苔白，边有齿痕，脉沉细。拟上方加减3剂。

二诊：睡眠好转，精神转佳，舌淡苔白，脉沉细。守上方加黄精10克，合欢皮10克。3剂。

三诊：睡眠明显好转，精神明显好转，此次月经量增加，行经时腰酸乏力略减，舌淡，苔白，脉沉细。守原方加阿胶15克（烊化）。2剂。

四诊：睡眠恢复正常，精神佳，面色转佳，畏寒减轻，纳可，二便调。继服上方2剂。后随访1月，症情未复发。

【按语】本方是针对心脾两虚所造成的倦怠无力、食少无味、惊悸健忘、夜寐不安、虚热自汗、唇干舌燥、咳嗽气短等症的有效方。现代临床多用于治疗贫血、神经官能症、神经衰弱、病后虚弱、低血压等属于气血两虚、心脾不足的患者。但对于阴虚阳亢而致的心悸、自汗、失眠等症者，慎用此方。临床上须辨证精准，投以此方才收奇效。

52 润肺饮

【**出处**】《医宗必读》卷九

【**组成**】知母20克　浙贝母15克　茯苓15克　化橘红10克
　　　　　麦冬20克　桔梗10克　生地黄20克　天花粉15克
　　　　　甘草7克

【**功效**】养阴润肺，止咳化痰。

【**用法**】冷水煎服，煮30分钟，1天3次，趁热服用，连煮
　　　　　2天。

【**加减**】若春时伤风感冒，鼻流清涕，酌加薄荷、防风、紫
　　　　　苏、炒芩；夏多火热加桑白皮、麦冬、黄芩、知
　　　　　母、石膏；秋多湿热加桑白皮、防风、栀子、炒
　　　　　黄芩；冬多风寒，宜加麻黄、桂枝、干姜、半夏、
　　　　　防风。食积痰多者加香附、山楂、枳实；湿痰者去
　　　　　浙贝母，加半夏、南星；燥痰者加桔梗、知母、天
　　　　　冬；午前多咳者加石膏、黄连；午后多咳者加川
　　　　　芎、当归、白芍、生地黄、知母、黄柏、二冬（天
　　　　　门冬和麦门冬）；黄昏多咳者加五味子；咳而带血
　　　　　者加当归、芍药、阿胶、款冬花、紫菀；久咳肺虚
　　　　　者加党参、黄芪；肺热者去党参加沙参。

【**病例**】2017年6—12月，拟用本方加减治疗门诊病人60
　　　　　例，主症：咳嗽咯痰不利，咽喉燥痛，舌质红、
　　　　　干，咳时气喘，胸闷不舒。服用本方加减2~6剂后
　　　　　痊愈52例，占86.6%。好转8例，占13.3%。因此本

方对常年咳嗽不止、干咳痰少的患者有明显的治疗
作用。

【按语】本方是针对咳嗽咯痰不利、咽喉燥痛、舌质红干、
咳不止的有效方。本方具有润肺化痰的功效，若加
减精准，是中医临证治疗四时咳嗽的好方子。临床
上，本方也常用于治疗患有老年慢性支气管炎、慢
性咽炎的患者。

53 三痹汤

【出处】《妇人大全良方》卷三

【组成】黄芪30克　续断15克　党参15克　茯苓20克　当归
20克　川芎20克　白芍20克　大枣20克　生姜15克
甘草6克　生地黄20克　杜仲15克　牛膝20克　桂
枝15克　细辛6克　秦艽10克　独活15克　防风
15克

【功效】益气活血，祛风胜湿，补肾散寒。

【用法】冷水煎服，煮30分钟，1天3次，趁热服用，连煮
2天。

【加减】疼痛游走不定，天气变化则发者加海风藤、豨莶
草、鸡血藤；疼痛固定，夜间更甚，遇寒剧痛者加
川附子、白花蛇；肢体痹痛，反复发作，关节肌
肤痛重者加苍术、薏苡仁；兼瘀血者加土鳖虫、蜈
蚣、地龙；气血虚者加鹿角胶、黄精；肾虚者加补

骨脂、骨碎补、菟丝子。

【病例】 王某某，男，46岁，云南永胜人，农民。于2017年10月20日就诊，自诉右侧腰腿疼痛，牵引臀、大小腿疼痛已1年，行走困难，近几天来疼痛加重，夜间痛剧，辗转不能入睡。二便正常，曾用中西药治疗月余，时好时坏，反反复复，效果不佳。故特来就诊。四诊所见：面色灰暗，呈慢性病容，善谈吐，舌淡，苔白，有齿痕，脉沉细弦，脊柱正常。拟上方加菟丝子20克，骨碎补30克。4剂。

二诊：11月1日复诊，服用4剂后症状缓解，能行走干活。守原方前后服用16剂后诸症消失。电话追踪询问，未见复发。

【按语】 本方是针对风、寒、湿三气杂至合而痹的治疗名方。因痹症日久、肝肾不足，气血两虚之证的有效方。方中生地黄、杜仲、牛膝补益肝肾，强筋壮骨；当归、白芍、川芎合营养血；党参、茯苓、甘草益气扶脾，以上俱为扶正祛邪。然风寒湿邪久羁不去，故又用独活、细辛入肾经搜风蠲痹，使邪风外出；桂枝入肾精血分，祛寒止痛；秦艽、防风祛风除湿，俱为祛寒而用。诸药合用，标本兼顾，祛邪而不伤正，因此本方是从古沿用至今的扶正祛邪之良方。

54 三仁汤

【出处】《温病条辨》

【组成】杏仁15克　白蔻仁10克　薏苡仁40克　厚朴10克　半夏15克　通草8克　滑石30克　竹叶10克

【功效】宣畅气机，清利湿热。

【用法】开水煎服，煮40分钟，1天3次，趁热服用，连煮2天。

【加减】湿盛者加茯苓、苍术、佩兰、藿香；热重者加柴胡、黄芩；出现黄疸者酌加茵陈、金钱草；湿热下注者加黄柏、车前子。

【病例】和某某，男，44岁，云南丽江人，企业职工。2017年7月10日来诊，自诉近1年来，四肢酸困，尤以肩、项背为剧，多呈间歇性发作，每逢阴雨天则痛增。近几天来，胃纳呆滞，口臭，项背疼痛加之，排尿时尿道灼热疼痛。小便查有潜血，白细胞两个"+"。四诊所见：痛苦面容，善谈吐，舌质白，苔厚腻，脉滑而数。拟上方加减：杏仁15克，蔻仁10克，薏苡仁40克，厚朴15克，羌活15克，秦艽15克，半夏15克，通草8克，滑石30克，黄柏10克，甘草7克。4剂。

二诊：7月23日复诊，服用4剂后，尿道灼痛消失，项背疼痛亦有所减轻。再守原方4剂后，项背疼痛完全缓解。

中医临证——古今验方选萃

【按语】本方是针对湿热证的特效方。凡湿热相兼而湿邪偏盛，病在三焦之证，本方最为合适。本方聚集了辛开、苦降、芳化、淡渗之品于一堂，共凑宣化畅中、清热利湿之效，是古方中一首较理想的好方子。

55 芍药汤

【出处】《素问病机气宜保命集》

【组成】白芍30克　当归20克　黄连8克　槟榔15克　木香6克　炙甘草6克　炒大黄15克　黄芩15克　肉桂3克（后下）

【功效】清热燥湿，调气和血。

【用法】冷水煎服，煮30分钟，1天3次，趁热服用，连煮2天。

【加减】苔黄而干、热甚伤津者，去肉桂，加乌梅；若苔腻黄、兼有食积，加山楂、神曲；热毒重者，加白头翁、金银花；痢下赤多白少或下血痢者，加丹皮、地榆以凉血止血。

【病例】王某某，男，46岁，云南鹤庆人，农民。因患急性细菌性痢疾未经彻底治疗而转为慢性菌痢。2019年6月22日初诊，自诉大便下痢，挟有红色黏液，每日少则三四次，多则五六次，来势甚急，常常来不及登厕就内污衣裤，但又有便后下坠感，常感排泄

中医临证　古今验方选萃

不尽，伴腹中隐隐作痛，肠鸣作响，病程逾年。曾在外地中西医医院治疗，皆无效可言。四诊所见：脉沉弦而滑，舌质红、苔白。拟上方加减：桂枝10克，白芍30克，生姜15克，当归20克，黄连10克，槟榔15克，木香6克（后下），炙甘草6克，黄芩15克，肉桂3克（后下）。2剂。服用后，下利次数减为一二次，腹痛肠鸣消失。原方又进2剂，诸症皆消。

【按语】本方是针对湿热壅滞、气血失调证的有效方。临床上主要对湿热壅滞、气血失调有特殊的治疗作用，也有良好的调理作用，能清脏腑热、清热燥湿、调气和血。本方是古方中经典流传的一首方子，为历代医家广泛使用，流传至今。

56 升阳益胃汤

【出处】《内外伤辨惑论》

【组成】黄芪30克　半夏15克　党参20克　炙甘草8克　独活10克　防风10克　白芍15克　羌活10克　陈皮10克　茯苓15克　柴胡10克　泽泻10克　白术10克　黄连6克

【功效】升阳益胃，健脾除湿。

【用法】开水煎服，煮40分钟，1天3次，趁热服用，连煮2天。

【加减】气虚甚者去黄连加重黄芪、党参、白术用量；脾阳不振者加干姜、肉豆蔻；阴火过甚者加黄芩、栀子；腹痛者加白芍、茴香；口干、渴者加葛根。

【病例】陈某，男，56岁，云南鹤庆人，居民。2017年6月7日初诊，自诉慢性腹泻1年多，曾在州某医院做结肠镜检查，提示肠壁充血水肿，降结肠中段有小息肉，诊为慢性结肠炎。服中西药数月，一度好转。近因饮食不慎诱发，隐隐腹痛，大便不成形，日泻三四次，夹有食物残渣或有黏胨，食少神疲，脘腹胀满。四诊所见：面白行瘦，舌苔薄，根腻微黄，脉细数。大便常规：红细胞（＋），白细胞（＋），黏液（＋＋）。拟上方加减化裁4剂。

二诊：6月19日复诊，腹痛消失，大便仍不成型，日泻2次。守原方4剂而痊愈。

【按语】本方是针对中气亏败、脾湿壅遏、阳气不伸、体沉重、肢节疼痛的有效方。全方遵循脾升胃降、肝木疏土的生理特性，把握病脾多湿、病清多浊的病理变化，依据阴脏喜扶、阳腑喜克的脏腑特点，以升为降，以扶为制，使脾胃和，后天健，而诸疾除。名为益胃，实质升阳，此为从升而治。但值得注意的是，本方多为辛香耗散之药，重在升阳，体瘦精亏、内郁湿热、阴虚火旺之人忌用，临床须辨证精准。

57 实脾饮

【**出处**】《济生方》

【**组成**】茯苓20克　白术20克　木香6克　炙甘草6克　木瓜10克　大腹皮15克　草豆蔻6克　川附片25克　厚朴10克　生姜皮15克　大枣20克

【**功效**】温阳健脾，行气利水。

【**用法**】开水煎服，川附片开水先煎2小时，诸药再煮40分钟，1天3次，趁温服用，连煮2天。

【**加减**】小便不利、水肿甚者加猪苓、泽泻以利水消肿之效；大便溏泻者以大腹皮易槟榔；便秘者加大黄以泻下通便。

【**病例**】李某某，男，62岁，云南鹤庆人。2019年10月5日初诊。自诉喘病史20余年，3天前感受风寒，出现喘咳不能平躺，咳吐白稀泡沫痰。四诊所见：面色㿠白，畏寒乏力，肢冷语微，小便不利，双眼睑及下肢浮肿，神志清楚，呼吸喘促，腹部无异常，双下肢可凹性浮肿，舌质暗淡、苔白，脉沉细无力。辅助检查，血常规：HGB152g/L，WBC9.2×10/L，中性白细胞占67%；胸片提示慢支合并感染、肺气肿、肺胀，系脾肾两虚，气不化水所致。治疗宜温阳助脾，化气行水。拟上方加减：附子30克（先煎），茯苓20克，白术25克，木香7克（后下），甘草7克，大腹皮15克，草豆蔻10克，厚朴15克，

中医临证——古今验方选萃

车前子20克（布包），黄芪30克，生姜皮15克。4剂。

二诊：10月22日复诊，咳嗽明显减轻，已能平卧，畏寒肢冷已除，尿量增多，双眼睑及下肢浮肿已消退，食纳转佳。效不更方，上方续用4剂。

三诊：11月8日来诊，诸症消失，拍胸片示，肺部感染已愈，化验血常规在正常范围，已恢复到较好状态。守原方续用4剂，以巩固疗效。

【按语】本方是针对肢体浮肿、胸腹胀满的有效方剂，是治疗脾阳虚弱，温中健脾，行气利水的主方。全方重点在于调理脾胃功能，体现了治病求本的配方法度，故名实脾饮。本方亦可用于慢性肾炎、早期肝硬化、腹胀、下肢浮肿、轻度腹水以及心衰轻度浮肿、食欲不振等症的治疗。本方辨证加减得当也适用于治疗肝硬化腹水、肾病综合征、慢性肾小球肾炎（脾肾阳虚型）、缺铁性贫血（脾肾阳虚型）、特发性浮肿（脾不制水型）、肾积水（寒湿困脾，湿痰停聚型）、系统性红斑狼疮（脾肾阳虚，水湿内停型）等病症。

58 当归芍药散

【出处】《金匮要略》卷下

【组成】当归20克　白芍30克　川芎20克　茯苓15克　白术

20克　泽泻15克

【功效】调血养肝，健脾利湿。

【用法】冷水煎服，煮30分钟，1天3次，趁热服用，连煮2天。

【加减】若气郁胁胀加柴胡、枳实；若气郁纳呆加香附、麦芽；若气郁有热加栀子；若血虚加阿胶、熟地黄。

【病例】罗某某，女，26岁，云南鹤庆人，农民。2017年8月6日初诊，自诉怀孕3月，近日因下地劳动，遂出现腹部隐痛不适。四诊所见：腹部隐隐作痛，休息稍舒，腰酸，腹部有下坠感，口不渴，纳可，食后不胀，大便正常，小便稍黄，苔白，脉弦滑。拟上方加味：当归10克，白芍30克，川芎5克，茯苓15克，泽泻10克，白术10克，杜仲10克，桑寄生10克，黄芪20克，党参15克。3剂。

二诊：8月16日复诊，服药后，腹部隐痛停止，腰酸亦减，腹部下坠感减轻。守原方再进3剂。药后诸症消失。经访，足月生一健康男孩。

【按语】本方是针对肝脾不调、湿内停，兼入血分者的有效方，在临床上得到广泛应用，可谓是难病奇方之一。近年来，本方更是广为应用，譬如用于治疗月经不调、痛经、不孕、妊娠腹痛、先兆流产、习惯性流产、子宫异常出血、妊娠水肿、附件炎、子宫肌瘤、更年期综合征等；还可以治疗慢性胃炎、胆囊炎、肠梗阻、过敏性鼻炎、慢性荨麻疹等诸多疾病。但值得注意的是，本方在治疗妊娠诸病时，方中川芎用量宜小，因其为血中气药，味辛走窜，以防伤胎气。

59 定经汤

【**出处**】《傅青主女科》卷上

【**组成**】菟丝子20克　茯苓15克　柴胡10克　荆芥10克　熟地黄20克　白芍30克　当归25克　怀山药15克

【**功效**】疏肝补肾，养血调经。

【**用法**】冷水煎服，煮30分钟，1天3次，趁热服用，连煮2天。

【**加减**】脘闷纳呆者加厚朴、陈皮；气滞血瘀、经来有血块、小腹胀痛者酌加延胡索、丹参、炒蒲黄；肝郁化热、经量增多、色红、质稠者去当归加丹皮、栀子；肝阳偏亢、头目眩晕、舌红口干者酌加钩藤、菊花、石决明。

【**病例**】杨某某，女，26岁，云南鹤庆人，职工。2019年6月8日就诊，自述月经1个月来2次，每次2~4天，量少，色暗。在某妇幼站化验查为黄体酮不足，予以黄体酮治疗后改善不大，后经多处求医问药，近半年不效。四诊所见：心情抑郁，心烦易怒，饮食正常，大便略干，舌淡红，苔薄白，脉细涩微数。拟上方加减：丹皮10克，栀子12克，柴胡12克，当归25克，白芍12克，生地黄25克，菟丝子20克，怀山药25克，茯苓15克，薄荷10克。4剂。

二诊：1月后复诊，言月经至今未来，心烦易怒好转，
　　　心情畅快。上方去丹皮、栀子加香附12克，再服
　　　4剂。

三诊：又1月来诊，自述月经如期而至，量适，5天结束。
　　　守定经汤原方3剂。后随访，月经按月来潮，色正
　　　量适。

【按语】本方是针对经来断续、或前或后无定期的特效方。
　　　　本方虽是主治月经先后无定期，但在临床中异病可
　　　　以同治，只要辨证为肝郁肾虚型都可以用本方加减
　　　　治疗，辨证精准，对不孕症、绝经综合征、卵巢早
　　　　衰等的治疗可取得良好的疗效。值得注意的是，本
　　　　方里的柴胡、荆芥疏肝类用量特少，与之对应的是
　　　　重用当归、白芍、菟丝子。其配方值得临床医生探
　　　　讨研究。

60 防风通圣散

【出处】《宣明论方》卷三·风门

【组成】防风15克　川芎15克　当归15克　白芍15克　大黄
　　　　15克　薄荷15克　麻黄15克　连翘15克　芒硝15克
　　　　石膏60克　黄芩15克　桔梗10克　滑石30克　甘草
　　　　7克　荆芥15克　白术20克　栀子10克

【功效】解表通里，疏风清热。

【**用法**】冷水煎服，煮30分钟，1天3次，趁热服用，连煮2天。

【**加减**】若咳加杏仁、半夏；胃部不舒加豆蔻；无憎寒症状去麻黄；热不甚去石膏；便不秘去芒硝、大黄。

【**病例**】周某某，男，68岁，云南鹤庆人，农民。2017年5月6日，因眼睑、嘴唇突然水肿样隆起，腰部有红色、白色样风团，瘙痒不堪而来求诊。自诉前一晚打扫卫生、冲澡后突然发作，经村卫生所注射扑尔敏、地塞米松后消退，昨晚半夜后又发作。四诊所见：上嘴唇肿胀，左眼睑水肿，略偏红色，胳膊及躯干以腰侧为重，有大小不等的红色风团，边界清楚，形态不一，腰侧皮损，相互融合或不整，形如地图样，大便干结。苔薄黄，脉浮数。拟上方加味：防风15克，川芎15克，当归15克，白芍15克，大黄15克，薄荷15克，麻黄15克，连翘15克，芒硝15克，石膏60克，黄芩15克，桔梗10克，滑石30克，甘草7克，荆芥15克，白术20克，栀子10克，柴胡15克，僵蚕10克，地肤子10克。服用4剂后痊愈。

【**按语**】本方是针对表里俱实证，以憎寒壮热、无汗、口苦、咽干、皮风受痒、二便秘涩、舌苔黄腻、脉数为辨证要点的有效方。本方为表里双解剂，具有解表攻里、发汗达表、疏风退热的功效。临床常用于治疗感冒、头面部疖肿、荨麻疹、面部蝴蝶斑、扁平疣、中风、精神分裂症、慢性胆囊炎、斑秃、慢性阑尾炎、急性结膜炎、高血压、肥胖症、习惯性便秘、痔疮等属风热壅盛、表里俱实的一首好方子。

61 葛根汤

【出处】《伤寒论》

【组成】葛根12克　麻黄12克　桂枝10克　白芍12克　大枣15克　生姜12克　炙甘草6克

【功效】发汗解表，升津舒筋。

【用法】冷水煎服，煮30分钟，1天3次，趁热服用，连煮2天。

【加减】若表邪犯胃呕逆加半夏；若身热烦渴加石膏；若头痛剧加蔓荆子、藁本；若咽痛痰黏加桔梗；若伴有风疹加防风、川芎、蝉蜕；若口眼㖞斜加地龙、川芎、木瓜。

【病例】何某，女，52岁，云南临沧人，退休教师。2020年8月7日因颈背疼痛前来就诊。自诉有颈椎骨质增生病史，颈部活动受限，尤以颈后有稍隆的肉胞酸胀而感痛苦。7日前外出淋雨后出现颈肩强痛，不能转侧、俯仰，局部怕风畏寒，热敷后好转。四诊所见：痛苦面容，双上肢无麻、胀感，头不眩晕，纳食可，大便正常，舌淡，苔白润，脉弦紧。拟上方加味：葛根30克，麻黄10克，桂枝15克，芍药15

中医临证——古今验方选萃

克，川附片30克（先煎1.5小时），羌活15克，姜黄10克，伸筋草15克，川芎20克，细辛6克，生姜10克，炙甘草7克，大枣20克。3剂。开水煎服，每2日1剂，分早中晚3次服用。

二诊：8月16日复诊，自述症状消退大半，守原方去川附片，加秦艽10克。3剂后症状消失而治愈。

【按语】本方是治疗外感风寒、表实无汗、恶风、项背强急不适、腹痛、泄泻、干呕等症的有效方。现代中医常用于治疗感冒、流行性感冒、流行性乙型脑膜炎、颈椎病、肩周炎等，临床上都取得很好的疗效。

62 健脾汤

【出处】《傅青主女科》卷下

【组成】党参20克　白术12克　当归15克　茯苓15克　白芍15克　神曲15克　吴茱萸6克　大腹皮10克　陈皮10克　砂仁5克　麦芽10克

【功效】健脾和胃，缓急止痛，降逆止呕。

【用法】冷水煎服，煮30分钟，1天3次，趁热服用，连煮2天。

【加减】若呕酸加瓦楞子、乌贼骨；若气郁甚加柴胡、青皮；若瘀甚加桃仁、红花；若便秘加炒大黄。

【病例】张某某，女，55岁，云南鹤庆人，职工。因反复右胁下疼痛厌食多年，加剧3天。于2017年8月10日初诊。自诉近3天来，右胁下反复闷胀，不思饮食，曾就诊某医院，诊断为胆囊炎。经治疗病情缓解，但厌食，日渐消瘦，且病情反复发作。3天前，因劳累喝了半小碗酥油茶而使病情诱发。四诊所见：右胁下痛甚，坐卧不安，疼痛反射到右肩胛部，胆囊区疼痛拒按，同时伴有畏寒、恶心、呕吐、口干苦，大便秘结，3天未行，舌质暗红，苔黄腻，脉弦数。拟上方加柴胡20克，陈皮15克，炒大黄15克。2剂。

二诊：8月16日就诊，右胁疼痛减轻，大便稀溏，但还是不思饮食，胃脘膨胀。守上方去炒大黄，柴胡。连服4剂。

三诊：8月28日就诊，胁下疼痛，闷胀消失，但仍不思饮食。守原方5剂后有食欲感，诸症明显缓解。后又拟原方带药2剂治愈。

【按语】本方是针对慢性消化不良导致的肝胃不和、上腹疼痛、腹胀等诸症患者的有效方剂。现常用于治疗乙肝、脂肪肝、功能性消化不良、慢性胰腺炎、慢性胆囊炎、萎缩性胃炎等，临床上均收到很好的疗效。

63 交泰丸

【出处】《万病回春》卷三

【组成】黄连15克　肉桂3克

【功效】交通心肾，清火安神。

【用法】此方多制作成颗粒剂或者丸剂，不作汤剂服用。
现代用法：研为细末，炼蜜为丸，每服1丸，1日
2次。

【加减】若肝郁化火加黄芩、栀子、郁金、竹叶、生草；若
阴虚火旺加生地黄、阿胶、知母、白芍、酸枣仁、
茯苓；若心脾两虚加茯苓、白术、黄芪、远志、当
归；若痰湿内扰加陈皮、半夏、枳实、瓜蒌。

【病例】徐某某，男，62岁，湖北人。2020年4月12日初
诊。失眠1年余，加重1周。自诉每晚只睡1小时左
右，甚至彻夜不眠，一直服用艾司唑仑片、安定等
药物，开始作用较明显，日久加大剂量但疗效不
佳，兼见心烦、心悸、健忘、眩晕、腰酸等症状。
四诊所见：痛苦面容，语言啰嗦，舌红少苔，脉细
数。拟上方交泰丸颗粒剂加味：肉桂3g（1袋），
黄连3g（2袋），五味子6g（1袋），酸枣仁10g
（2袋），远志6g（1袋），知母10g（2袋），阿
胶3g（2袋），甘草3g（1袋）。7剂。每日1剂，
保温杯开水泡服，分2次服用，隔日1剂。服药后，
症状逐渐好转，睡眠可达4小时左右。后守上方续

中医临证——古今验方选萃

服，先后共服用28剂而治愈。

【按语】本方是针对心肾不交、怔忡、失眠、心火偏亢的有效方，是治疗心肾不交的著名中药方剂。组成的方剂虽然仅有黄连、肉桂两味，但药简、功专、效卓。现代临床常用于心律不齐、抑郁症、更年期综合征、神经衰弱、遗精、遗尿、降血糖、亢心律失常等症。值得注意的是，阴虚火旺失眠者不宜单独用此方。

64 八正散

【出处】《太平惠民和剂局方》

【组成】车前子20克（布包）　瞿麦30克　萹蓄30克　滑石30克　甘草7克　栀子15克　木通15克　大黄15克（后下）

【功效】清热泻火，利水通淋。

【用法】冷水煎服，煮30分钟，1天3次，趁热服用，连煮2天。

【加减】此为苦寒通利之剂，凡淋证属于湿热者均可用之。用治血淋，宜加生地黄、小蓟、白茅根以凉血止血；石淋涩痛者宜加金钱草、海金沙、鸡内金以化石通淋；膏淋混浊者宜加萆薢、石菖蒲以分清化浊。

【病例】

例1：郑某，男，33岁，云南永胜人，职工。2019年1

月6日就诊，自诉小便淋漓不尽，小便后有不尽之感且涩痛，痛引下腹及下阴。化验报告：卵磷脂（++），诊为前列腺炎，治以红霉素、前列康、局部按摩。近日淋漓更甚，尿意频频，色黄浊，痛引腰骶，坐卧不安。四诊所见：口苦咽干，舌红，苔黄，脉濡数。此属湿热淋，当以清热通淋。拟上方加味：车前子20克（布包），瞿麦25克，萹蓄25克，滑石粉30克，栀子10克，甘草6克，木通15克，大黄10克，延胡索20克。服后3小时，尿量明显减少，涩痛减轻，尿黄中有白浊。

二诊：守上方去延胡索，加萆薢、益智仁各15克以分清泌浊，菖蒲15克以开窍化浊，乌药15克以调理气机，石韦15克以通淋。7剂。水煎服后，偶有淋沥、尿浊，给予兴基方加减治愈。

例2：杨某某，男，75岁，云南鹤庆人，退休教师。2020年2月16日就诊，自诉剧烈腰痛，下腹疼痛尤甚，曾服用止痛药，时痛时止，小便时腹部胀痛。四诊所见：舌质淡、苔薄白，大便结，脉弦紧。B超显示：左肾上级及肾盂可见0.2~0.3cm强光团反射各一枚，伴有中度肾积水，右肾盂可见0.2cm强光团反射二枚，膀胱内可见0.3cm×0.5cm、0.4cm×0.6cm，最大的有1.0cm×1.3cm强光团反射。诊断为双肾结石、肾积水和膀胱结石。化验检查：尿常规报告红细胞满视野，白细胞20%~30%，草酸结晶（+++）。拟上方加味：金钱草25克，海金沙20克（布包），鸡内金15克（冲服），旱莲草15克。2剂。嘱其多运动。

二诊：2月22日就诊，自诉腰痛大为减轻，少腹疼痛不减。大便通畅，质稀。效不更方，守原方2剂。嘱同上。

三诊：2月25日就诊，自诉诸症减轻，但还有腰酸、小便涩痛、大便稀症状，续上方去大黄，加赤芍20克。2剂。嘱同上。

四诊：2月28日就诊，自诉于27日晚6点多钟排出黄豆大小不等的2粒碎石。少腹胀痛消失。从未有的轻松感。晚间夜尿2次，当日早于尿盆里又发现留观尿液中有0.2cm、0.3cm大小不等的碎石块若干。现腰痛等症状消失。B超检查及尿常规检验结果表明，肾积水消失，双肾结石，膀胱结石全部排出，尿检均正常。因年龄偏大，中气衰退，又投补中益气汤2剂，以善其后，并嘱日常多饮水。随访至今未复发。

【按语】本方是针对下焦湿热引起多种病症者的有效方。临床上主要用于治疗湿热淋证，对尿频、尿急、尿道涩痛、淋沥不畅、尿液浑浊等症状均有良好的治疗作用。本方对膀胱炎、尿道炎、急慢性前列腺炎、肾盂肾炎、泌尿系统结石、产后尿潴留以及泌尿系统感染等有很好的治疗效果。通过化验及临床表现明确诊断以后，可以用此方进行治疗，能收到满意的疗效。

65 活血通经汤

【**出处**】《卫生宝鉴》

【**组成**】当归20克　熟地黄25克　三棱10克　莪术10克　木香8克　肉桂3克（后下）　红花15克　苏木15克　血竭15克

【**功效**】活血通经，祛瘀生新。

【**用法**】冷水煎服，煮30分钟，1天3次，趁热服用，连煮2天。

【**加减**】若心烦易怒加柴胡、香附；若不寐易醒加枣仁、远志。

【**病例**】拉某某，女，42岁，云南香格里拉人，职工。2019年4月15日初诊，自诉闭经2年有余，偶有下腹隐痛。曾服黄体酮无效，时有头昏脑涨、头疼，颈部拘急，不易出汗，平素心情乐观，因月经不来而感到苦恼，无疲倦感。西医妇科检查，子宫附件一切正常。四诊所见：体格强健，面色黄暗粗糙，没有光泽，左下腹无压痛，舌苔有紫色斑，脉紧而有力。拟上方4剂。

二诊：4月28日就诊，自诉服药后，下腹部时有胀感，舌脉未改变。守原方加丹参20克，仙灵脾15克，仙茅15克。4剂。

三诊：5月6日就诊，自诉前一日早晨月经来潮，量少、色黑、腹痛。情绪好转，头部胀痛消失，仅有颈部酸胀感。舌苔紫斑淡浅，脉沉紧涩。守原方4剂。

四诊：6月1日就诊，自诉头疼脑涨、颈部不适等症基本消失。当日月经来潮，色正量适，舌稍紫，苔薄黄，脉紧。守上方去三棱、莪术。4剂。嘱经期结束后7天服用。3月后因其他病来诊，问其月经期情况，告知经期按月来潮，色量正常，4至5天结束。

【按语】本方是针对气滞血瘀而引起的闭经患者的特效方。这类闭经患者的治疗原则是理气活血，祛瘀通经，本方可以随症加减使疗效满意。女性一旦出现闭经症状，就一定要及时进行身体检查，找出病因后进行针对性的治疗。在临证中，笔者认为治疗闭经最好的办法当属中医辨证治疗。本案属气滞血瘀型闭经。临证中还有肝肾不足之闭经，常用方剂归脾丸加减；气血虚弱之闭经，常用方剂十全大补汤加减；阴虚血燥之闭经，常用方剂一阴煎加减。因此，中医临证一定要辨证精准，才能确保患者得到最好的治疗效果。

66 桂枝茯苓丸

【出处】《金匮要略》

【组成】桂枝15克　茯苓20克　牡丹皮10克　桃仁15克　芍药20克

【功效】活血化瘀，缓消症结。

【用法】冷水煎服，煮30分钟，1天3次，趁热服用，连煮2天。

【加减】血瘀日久、积结成症、固定不移、疼痛拒按者，加牡蛎、鳖甲、丹参、乳香、没药、鸡内金等以活血消症；疼痛剧烈者加延胡索、乳香、没药等以活血止痛；带下量多者加薏苡仁、白芷、车前子等以除湿止带。用于瘀滞湿阻之闭经，加当归、川芎、红花、香附、益母草等活血行气调经；用于瘀阻胞宫、血行不畅之痛经，月经量少有块，血块排出后疼痛减轻，加当归、川芎、乌药、香附、牛膝等以活血止痛；用于瘀阻胞宫之恶露不尽，加当归、益母草、炮姜以活血止血。

【病例】和某，女，41岁，云南丽江人，职工。2017年10月23日初诊，自诉发现子宫肌瘤1年多，曾在大小医院求医问药，间断治疗效果不显，近几天小腹疼痛，月经量多，经期延长情况已近半年，淋漓不尽。四诊所见：面色晦暗，舌质红，有瘀点，脉沉细。妇科检查为子宫体积增大，表面凹凸不平，肌层回声不均匀，内见72mm×58mm低回声结节，边界清。临床诊断为子宫肌瘤。拟上方加味：桂枝15克，茯苓20克，赤芍25克，桃仁15克，丹皮10克，木香6克，丁香6克，三棱10克，莪术10克，牡蛎20克，昆布10克，海藻10克，当归15克，川芎15克，鳖甲20克。6剂。

二诊：11月24日来诊，自诉少腹疼痛消失，经期正常，经量较之前明显减少。B超显示瘤体为70mm×58mm，与之前基本一致。守上方4剂继续服用。

三诊：12月22日来诊，自诉面色转红润，经期经量均正常，舌质稍暗，脉微涩。B超显示瘤体为22mm×19mm。患者较满意。继续守方4剂治疗。

四诊：2018年4月21日来诊，自诉月经色量正常，脉象正常，患者无任何不适感觉，且较前体健有力，精神饱满，饮食有增，未有不适。患者前后服用24剂。嘱每隔半年复查1次。

【按语】本方是治疗女性有症块（子宫肌瘤）致不适，或血瘀经闭、行经腹痛、产后恶露不尽等的有效方剂。临床上常用来治疗子宫肌瘤、卵巢囊肿、子宫内膜炎、附件炎、乳腺增生、血瘀闭经、经期腹痛或者产后恶露不尽、腹痛拒按等，都有较好的治疗效果，且副作用小。本方经临床应用实践后，适用范围不断扩大，只要辨证精准，加减化裁，对治疗内科、外科、妇科及皮肤科等各科疾病均有明显疗效。

67 丹栀逍遥散

【出处】《方剂学》

【组成】柴胡15克　白芍12克　茯苓15克　当归15克　白术15克　丹皮10克　栀子10克　甘草7克

【**功效**】疏肝健脾，养血清热。

【**用法**】冷水煎服，煮30分钟，1天3次，趁热服用，连煮2天。

【**加减**】胃脘疼痛、呕吐泛酸者加瓦楞子、乌贼骨；经期紧张症者加郁金；经期头痛者加川芎；小便涩痛者加车前子、金钱草。

【**病例**】李某某，女，38岁，云南鹤庆人，护士。2017年6月18日就诊，自诉3年来，每次月经将至前一两天就出现头晕头痛，鼻塞严重，频繁打喷嚏，或见轻微咳嗽，胸部胀满，月经过后两三天，症状自然消失，前后曾用多种西药和解表清热、疏风散寒、补气固表之中药治疗，但一直不效。近年来，以上症状更加严重。此次月经来前三天即头晕头痛，鼻塞流涕，眼痒流泪，鼻流清涕，全身酸痛，月经来时上述症状更加严重，应用感冒清、风寒风热感冒颗粒、扑尔敏、去痛片服用3天，解表中药2剂都不见好转，特来问诊。四诊所见：除上述症状外，并见胸满心烦，手心热，舌苔薄白，脉弦细。综合脉证，考虑月经者，为冲脉所主，而冲脉隶属于肝，肝为将军之官，是调和营卫，御外邪者也；肝郁血虚，郁而化火，则卫气不固，故而反复感冒。拟上方2剂。

二诊：服药1剂后，诸症好转。服用2剂后，诸症消失。其后每次月经将至时服用3剂。共服3个周期，中药9剂。随访诸症消失而愈，至今未复发。

【按语】本方是针对肝郁血虚日久、内有郁热化火引起的多种证候的特效方剂。在临证中只要病机相同而病不同，均可用此方治疗，都可以收到满意的效果，如胃痛、腹痛、呃逆、慢性盆腔炎及绝经期综合征、原发性痛经、经前紧张综合征、产后溢乳伴产后抑郁、头痛、失眠、淋证、心悸、乳腺小叶增生、女性青春期痤疮等。只要辨证精准，加减得理，无论内科、妇科，甚至外科皆可用之。

68 逍遥散

【出处】《太平惠民和剂局方》

【组成】柴胡20克　当归20克　白术15克　白芍15克　茯苓15克　生姜15克　薄荷10克（后下）　炙甘草6克

【功效】疏肝解郁，养血活血。

【用法】冷水煎服，煮30分钟，1天3次，趁热服用，连煮2天。

【加减】肝郁气滞较甚者加香附、郁金、陈皮；血虚甚者加熟地黄、生地黄；肝郁化火者加丹皮、栀子。

【病例】陈某某，女，38岁，云南迪庆人，教师。2017年8月14日初诊，自诉颜面部出现黄褐色斑已有6个多月，大便溏，月经提前6~7天，量少，色黑。四诊所见：颜面颧部及额头散在黄褐色斑片，并有逐渐变黑之象。表面光滑，面色晦暗，神疲无力，睡眠差，纳呆。舌质淡，苔薄白，脉弦。拟上方加减：柴胡15克，当归15克，白芍15克，党参20克，白术15克，茯苓15克，怀山药20克，陈皮10克，郁金15克，丹参15克，红花15克，赤芍15克，菟丝子15克，女贞子15克，白芷10克，甘草6克。上方加减调理3月余，诸症消失，面色渐转光泽，斑块大部分消失。2018年3月2日因其他病就诊，脸色红润，面部色斑至今未复发。

【按语】本方是针对肝郁血虚、脾失健运引起诸证候的有效方，是一首名方，脱胎于张仲景的四逆散和当归芍药散之法，后人广泛应用于内、妇、儿、男、五官各科病证。渊源于汉代，成方于宋代，充实于明代，发展于现代，广泛用于当下。本方名字的含义为服用后肝气活泼畅通，心情随之开朗起来，烦恼抛之脑后，好似神仙一般逍遥快活。赵羽皇对逍遥散解释云："肝苦急，急食甘以之，肝性急善怒，其气上行则顺，下行则郁，郁则火动而诸病生矣。故发于上则头昏耳鸣，而为目赤；发于中则胸满胁痛而或作吞酸；发于下则少腹疼疝而或溲溺不利；发于外则寒热往来，似疟非疟。凡此诸病，何莫非肝郁之象乎？而肝木之所以郁，其说有二：一为土虚不能升木也，一为血少不能养肝。盖肝为木气，全赖土以滋培，水以灌溉。若中土虚则木不升而郁；阴血少则肝不滋而枯。方用白术、茯苓者，助土得以升木也；当归、芍药者，益营血以善肝也；

薄荷解郁；甘草和中；独柴胡一味，一以厥阴之报
使，一以升发诸阳。经云：木郁则达之。遂其曲直
之性，故名逍遥。其内热外盛者，加丹皮解郁热，
炒栀子清内热，此加味逍遥散之义也。"历代医家
对逍遥散加减均有独特见解，更增加了对临床疗效
的肯定，是古方中一首绝妙的方子。

69 完带汤

【**出处**】《傅青主女科》卷上

【**组成**】白术30克　怀山药30克　党参25克　白芍25克　车
前子15克（纱布包）　苍术15克　甘草6克　陈皮6
克　黑荆芥10克　炒柴胡10克

【**功效**】补脾疏肝，化湿止带。

【**用法**】冷水煎服，煮30分钟，1天3次，趁热服用，连煮
2天。

【**加减**】若兼湿热、带下兼黄色加黄柏、龙胆草；若有寒
湿、小腹疼痛加炮姜、小茴香、香附、艾叶；若腰
膝酸软加杜仲、续断、菟丝子；若久病滑脱加牡
蛎、龙骨、金樱子、芡实、乌贼骨等。

【**病例**】徐某，女，36岁，河南人，企业经理。2019年8月
2日就诊，自诉半年前体检发现尿蛋白为1.0g/L，
多次复查，波动在0.7～1.5g/L，无血尿，但全身乏
力，不思饮食，曾吃中西药，未见效果。四诊所

见：体型稍胖，面色萎黄，白带较多，舌质淡，苔薄白，脉缓。证属脾气虚损，湿浊下注。拟上方加减：白术30克，怀山药30克，薏苡仁30克，车前子20克（布包），苍术15克，陈皮10克，白果10克，荆芥穗15克，黄芪25克，党参25克。4剂。

二诊：8月16日电话复诊，自诉白带明显减少，尿蛋白0.5g/L，守原方小调整巩固治疗8剂。3个月后复查，尿蛋白消失，面色红润，精神较佳，至今病症未复发。

【按语】本方是针对脾虚湿盛引起的各种证候的特效方剂，具有补脾疏肝、祛湿止带的功效，临床上得到广泛应用。脾气既虚，运化失常，水湿下注前阴，则带下色白量多，清稀无臭，若肝郁，脾失健运，清阳不升，湿浊下注，面色苍白，倦怠便溏，舌淡苔白，脉缓，皆可用本方治疗。现代临床中也常用于以下病症的治疗。

（1）慢性结肠炎：病机为脾气虚弱，运化无权，升清降浊失司，殃及肝失条达，致肝脾不和，湿浊下注而致泄泻。

（2）痛泻证：以女性多见，多因烦恼郁怒，肝气疏泄，横逆克脾，脾失健运，升降失调而成痛泻。

（3）慢性肝炎：多以肝郁和脾虚较多，中医认为本病在肝、脾二脏，主要在脾，见肝之病，当先补脾。因此健脾补气、扶土荣木是治疗此病的大法。

（4）肝硬化腹水：腹水病，虚多实少，由于邪盛正虚，去邪有伤正之弊，扶正存恋邪之忧，治标不治本。药停水停，水肿如故。水液输泄，全赖三焦肺、脾、肾，以脾为枢纽。本方是健脾运湿，脾、胃、肝三经同治，临床应用本方，疗效较佳，可谓之肝腹水之妙方。

（5）糖尿病：本方的主治病机关键为脾虚湿盛。糖尿病病程长，肝失条达，气机不畅，肝气犯脾，二脏同病，和其主治病机，从而扩大了本方治疗范围，同时也真正体现了中医异病同治的特点。

肥胖症、过敏性鼻炎、遗精、脑挫伤后的意识障碍、腹痛、肾小球肾炎、肾盂肾炎、不孕症、阳痿等症，用本方加减治疗也能达到很好的治疗效果。

70 易黄汤

【**出处**】《傅青主女科》卷上·带下
【**组成**】怀山药30克　芡实30克　车前子10克（布包）　黄柏10克　白果12克（打碎）
【**功效**】固肾止带，清热祛湿。
【**用法**】冷水煎服，煮30分钟，1天3次，趁热服用，连煮2天。

【加减】 湿甚者加茯苓、薏苡仁以祛湿；热甚者加苦参、败酱草、蒲公英以清热解毒；带下不止者再加鸡冠花、海螵蛸、丹皮；小腹胀痛者加香附、乌药。

【病例】 苏某某，女，45岁，云南鹤庆人，公务员。2017年6月9日就诊，自诉带下淋漓3周，色白灰黄，质稠黏滞，量多气腥，外阴瘙痒，经常头昏腰酸，身倦乏力，纳谷不香。妇科检查诊为慢性盆腔炎。四诊所见：面容倦乏，舌淡苔白，脉缓弱。拟上方加减：怀山药30克，芡实20克，车前子20克（布包），白果10克（去壳）。3剂服用。另配外洗方：黄柏15克，苦参30克，百部20克，蛇床子20克，枯矾10克。每日煎水坐浴、熏洗，早晚2次。

二诊：6月16日复诊，用药后诸症大为好转。守原内服方3剂、外洗方3剂而病痊愈，至今未复发。

【按语】 本方是针对脾肾两虚、湿热下注者的特效方。临床上多用于生殖泌尿系统的炎症、细菌性阴道炎、慢性盆腔炎、霉菌性阴道炎、宫颈糜烂、尿道感染以及慢性前列腺炎等病症的治疗。若临证时湿热象明显则加黄芩、栀子以增清热泻火之力；加薏苡仁、茵陈以添利湿之功，其效果更佳；若见阴虚内热、任脉不固而带脉失约所致的带下色黄者，多为年老妇人患阴道炎，此时应以知柏地黄汤加减为佳；病久体弱，带下如注，应酌加海螵蛸、煅龙骨、煅牡蛎等固摄之；如属霉菌性、滴虫性阴道炎，则需配合外用熏洗药治疗，效果更佳。

71 止带方

【出处】《世补斋·不谢方》

【组成】茵陈25克　栀子15克　猪苓15克　茯苓15克　泽泻15克　黄柏10克　赤芍15克　车前子15克（布包）牛膝15克　丹皮10克

【功效】清利解毒，燥湿止带，杀虫止痒。

【用法】冷水煎服，煮30分钟，1天3次，趁热服用，连煮2天。

【加减】若热偏重，选加龙胆草、金银花、蒲公英、紫花地丁；若湿偏重，选加苍术、茯苓、草薢、赤小豆；若气虚，选加党参、黄芪、白术、扁豆、怀山药；痒甚者加地肤子、苍术。

【病例】王某，女，46岁，云南永胜人，农民。2019年10月5日就诊，自诉腰痛如折2年多，曾多处求医问药，口服舒筋活血中药、消炎止痛西药均无效。身体困乏，下腹疼痛，带下量多质稠，如豆渣状，如涕如浊，月经不调。四诊所见：面色萎黄，痛苦面容，舌苔厚腻，脉滑数。经辨证认为，患者反复就医，以腰痛如折为主诉，不以白带为主要内容，临床常易误诊为风湿劳损开方给药，故无效。现经脉证分析，其病机是湿热带下，宜清热利湿为主，辅以补气益肾之药。拟上方加味：茵陈25克，栀子15克，猪苓15克，茯苓15克，泽泻15克，黄柏10克，赤芍15克，车前子15克（布包），牛膝15克，丹皮10克，杜仲15克，续断15克，黄芪30克。4剂。

二诊：10月18日复诊，自诉服用4剂后，白带减少，腰痛缓解。续服上方8剂。诸症及腰痛消失。

【按语】本方是针对泌尿生殖系统属湿热下注所致的多种证候的特效方。正常带下乃为肾气充盛，脾气健运，由任带所束而润泽于阴户的一种无色无味的阴液，其量不多，津津常润，不属病态。带下过多一般分为脾虚、肾虚、湿热、湿毒四种常见证型，但也有四型兼杂的证候，本方适用于后二型的治疗。临床上也适用于妇女慢性宫颈炎、子宫内膜炎、慢性盆腔炎等症的治疗。现代研究本方具有抗菌消炎、扩张血管及镇静止痛的作用。

72 小青龙汤

【出处】《伤寒论》

【组成】麻黄15克　白芍15克　细辛6克　干姜15克　炙甘草8克　桂枝15克　半夏15克　五味子6克

【功效】解表散寒，温肺化饮。

【用法】开水煎服，煮40分钟，1天3次，趁热服用，连煮2天。

【加减】外寒轻者去桂枝、麻黄改用炙麻黄；兼有热象而出现烦躁者加生石膏、黄芩；喉中痰鸣者加杏仁、射干、款冬花；鼻塞、清涕多者加辛夷、苍耳子；兼水肿者加茯苓、猪苓。

【病例】

例1：杨某，男，50岁，云南鹤庆人。于2019年12月15日初诊，自诉咳嗽反复发作5年，服用中西药皆无效。每到冬春季节发作，早晚咳重，咳痰量多，质稀，胸闷心悸，甚则不得平卧。四诊所见：形体消瘦，颜面稍浮，纳差，舌淡苔腻，有齿痕。脉滑数，X线片提示慢性支气管炎、肺气肿。拟本方加减：炙麻黄15克，半夏15克，桂枝10克，干姜6克，五味子6克，细辛5克，炙甘草6克，白芍15克，款冬花15克。3剂。

二诊：12月24日复诊，自诉服用3剂后，诸症悉减。守方续服9剂而痊愈。

例2：张某某，男，73岁，云南鹤庆人。2019年10月16日初诊。自诉素有哮喘病史，近日因天气变化，感受风寒后哮喘发作，恶寒，发热，头痛无汗，咳嗽，呼吸紧迫感，喉、鼻痒、喘促加剧，喉中痰鸣如水鸣声，咳吐稀痰，不得平卧，胸膈满闷如窒。四诊所见：面色苍白，喉中有痰鸣声，舌质淡，苔白滑，脉浮紧。拟上方加味：炙麻黄15克，半夏15克，桂枝10克，干姜6克，五味子6克，细辛5克，炙甘草6克，白芍15克，款冬花15克，杏仁15克，桑白皮15克，黄芩10克，苏子15克。2剂。

二诊：10月23日复诊，自诉诸症好转，哮喘未发作。守上方2剂，症情稳定。服药后上述诸症明显好转。哮喘至今未发生。

【按语】本方是针对外感风寒、寒饮内停咳喘的特效方剂，临床上应以恶寒发热、无汗、喘咳、痰多而稀、舌苔白滑、脉浮紧为辨证要点。因本方辛散温化之力较强，确属水寒相搏于肺者，方宜使用，并视患者体质强弱酌定药物剂量。本方在临床应用上既是主治表里兼证即太阳伤寒证与肺寒证相兼的重要代表方，又是主治寒饮郁肺证的重要基础方，更是主治溢饮寒证的常用变化方。临床上常治疗肺胀、哮喘、气管炎、过敏性鼻炎、失声、慢性肺阻病、肾病综合征、肾小球肾炎等病症。本方亦是治疗外有表寒、内停水饮的经方，为历代医家所用，如审证精准，方证合拍，实有良效。前贤立法制方，堪为经典，但在临床上使用经方，无论是在方药的组成配伍还是在剂量的增减上均需因证制宜，方能切合病情而达到理想的治疗效果。

73 益气聪明汤

【出处】《东垣试效方》卷五

【组成】黄芪30克 党参25克 升麻10克 葛根15克 蔓荆子15克 黄柏10克 白芍15克 甘草7克

【功效】益气升阳，聪耳明目。

【用法】冷水煎服，煮30分钟，1天3次，趁热服用，连煮2天。

【加减】若头痛胸闷加川芎、赤芍、红花；若纳呆腹胀加半夏、陈皮、白术；若少寐健忘加夜交藤、合欢皮。

【病例】

例1：李某某，女，46岁，云南大理人，居民。2020年6月8日初诊，自诉右眼睑痉挛2个月。患者2月前因乳腺癌术后出现右眼睑轻度颤搐、耳鸣，未予重视，逐渐出现同侧口角肌肉痉挛，给予口服卡马西平片，每日2次，每次1片，未见疗效。又先后行针灸治疗多次，症状均无明显好转。3天前因家事生气导致痉挛加重，逐来本中医馆就诊。四诊所见：右眼睑紧缩痉挛，右口角肌抽动明显，伴心悸气短、耳道嗡响、神疲乏力、夜寐多梦。舌淡、苔白，脉细弱。拟上方加味：黄芪30克，党参30克，蔓荆子15克，黄柏10克，白芍15克，葛根20克，升麻10克，陈皮10克，当归15克，柴胡15克，蜈蚣2条，全蝎6克（冲服）。前后服药共12剂。

二诊：7月16日复诊，眼睑及口角痉挛减轻。守上方再加夜交藤15克，钩藤15克。前后服药18剂，诸症基本消失。后继续服6剂，以巩固疗效。

例2：杨某，男，70岁，云南鹤庆人，退休干部。2019年6月17日无明显诱因出现双耳耳鸣，呈持续性蝉鸣样。先后前往多家医院就诊检查，诊断为神经性耳鸣，并告之此病西医无特效药，需休养，服一般维生素类，能否治愈也说不清楚。于2019年7月9日寻求中医治疗。自诉耳鸣如蝉响，心烦失眠，口苦口干。四诊所见：舌质红，苔薄白，舌根黄腻，脉沉。拟上方加味：黄芪25克，太子参20克，葛根30克，蔓荆子15克，白芍15克，黄柏8克，升麻8克，炙甘草6克，柴胡15克，川芎15克，香附20克，石菖蒲15克，生地黄20克。3剂。

二诊：7月20日复诊，自诉服药后效果甚佳，耳鸣已去八成。续守方6剂，服后耳鸣症状消失。

【按语】本方是针对中气不足，气血不达于九窍或烦劳伤中，冲和之气不能上升而致的头昏、耳鸣等的有效方剂。"益气"者，指本方有补益中气作用；"聪明"者，为视听灵敏，聪颖智慧之意。《医方集解》曰："五脏皆禀气于脾胃，以达于九窍；烦劳伤中，使冲和之气不能上升，故目昏而聋也。"李东垣曰："医不理脾胃及养血安神，治标不治本，是不明理也。"此方服之可使中气得到补益，从而清阳上升，肝肾受益，耳聋目障诸证获愈，令人耳聪目明，故名益气聪明汤。本方剂在现代临床应用中有增加脑供血、兴奋大脑皮层、提高脑代谢功能和降血脂的作用。临床常用于眩晕、梅尼埃病、色盲、落枕、脑贫血、脑动脉硬化、脑鸣症、面肌痉挛、神经性耳鸣、老年性白内障、病毒性脑膜炎、视神经萎缩等的治疗。

74 湿热外感方

【出处】验方

【组成】金银花15克　连翘15克　黄芩15克　青蒿15克　藿香15克　佩兰15克　半夏15克　茯苓20克　滑石30克　甘草7克

【功效】清热解毒，散寒化湿。

【用法】开水煎服，煎煮40分钟，1天3次，连煮2天。

【加减】湿热型宜加黄连、香薷、苦杏仁、薄荷、茵陈、竹叶；中焦湿郁型宜加豆蔻、薏苡仁、苍术、厚朴。

【病例】2019年11—12月用本方治疗感冒患者26例，均为成年人，其中男性11例，女性15例，就诊前发病1~3天者有18人，3天以上者8人。其共同症候为微恶风寒，无汗，头痛，咳嗽咽痛或者头目不清，昏眩微胀，身热口渴或见微热，头痛，无汗鼻塞流涕喷嚏。舌苔薄白，脉数或浮紧。均拟上方为基本方，并根据患者症情辨证施治，恰当加减化裁，平均3～5剂，自觉症状消失而痊愈。

【按语】本方是针对四时感冒的有效方。中医传统上应以六经辨证结合卫气营血辨证来治疗感冒一证。常规来说，春天感冒用羌活柴胡汤，即羌活、防风、柴胡、白芷、川芎；夏天感冒用藿香正气散；秋天则以参苏饮、杏苏散为主，而冬天感冒用九味羌活汤。目前气候、生态、饮食习惯等的改变，感冒（非典、禽流感）也变化多端，难以预测。故从笔者多年的临床经验看，本方对感冒有较好的疗效。

75 体虚外感方

【出处】验方

【组成】黄芪30克　荆芥12克　防风12克　紫苏叶15克　薄荷12克　藿香15克　金银花12克　甘草6克

【功效】益气固表，祛风散寒，清热解毒。

【用法】冷水煎服，煮30分钟，1天3次，连煮2天。

【加减】咽痛者加桔梗、僵蚕；咳嗽痰多者加浙贝母；痰清稀者加半夏、陈皮；头痛者加川芎、白芷；夏季感冒、恶寒无汗者加香薷；口渴汗多、小便短赤者加滑石、石膏、荷叶。

【病例】夏某某，女，54岁，鹤庆菜园村人，农民。2020年10月20日初诊，自诉平素因气候变化或者一到秋冬季节即易感冒。微发热，鼻流清涕，头痛微汗，全身不适，倦怠无力，带有咳嗽，经西医诊治未效。
四诊所见：面色倦怠，身热神疲，微恶风寒，心烦口干咽痛，全身酸痛，舌苔淡白，脉浮。拟上方2剂。

二诊：服药后诸症明显好转，效守原方2剂而痊愈。

【按语】本方是针对体虚感冒或者反复感冒的有效方，依六淫（风、寒、暑、湿、燥、火）外邪而立方。感冒虽是小病，但治不如法，外邪郁而不散，常常反复发作，遗留后患。本方重用黄芪以固表，使邪去不复发，荆芥、防风以祛风，再以苏叶散寒，薄荷解风热，藿香化湿邪，金银花清暑火，甘草润燥和诸药，全方抵对六淫，对感冒患者有很好的疗效。

76 咽炎八味饮

【出处】验方

【组成】金银花15克　连翘15克　乌梅10克　胖大海10克　玄参10克　麦冬15克　桔梗10克　甘草7克

【功效】清热解毒，消肿止痛。

【用法】冷水煎服，煮20分钟，1天3次，连煎煮2天。

【加减】若发热加柴胡、防风；体虚自汗加黄芪、白术；小便赤黄者加灯芯草、滑石。

【病例】赵某，男，32岁，云南大理人，职工。2019年11月12日就诊，主诉患慢性咽炎多年，咽部有异物

感、灼热感、干燥感、痒感。常自己到药店购药服
用。每年冬春发病多次，西医治疗效果差，特求
用中医治疗。四诊所见：咽部充血，颜面灰白，纳
呆，神疲体倦，表情痛苦，舌尖红，苔白腻，微
黄，脉弦细数。拟上方4剂，并嘱常喝水。

二诊：12月1日复诊，症情好转。再守原方4剂。

三诊：12月26日复诊，症情大为好转，咽部灼热感、干燥
感、痒感消失。效守原方颗粒剂7剂巩固疗效。随
访至今未见发病。

【按语】本方是针对慢性咽炎的有效方。咽炎有急慢性两
种，急性咽炎症状重，西医治疗作用快、疗效好、
占优势；慢性咽炎则属于中医的阴虚火旺，虚火且
易反复发作，病程较长，影响健康，还能诱发风湿
病、心脏病、肾炎等全身疾病。临床上西医治疗效
果不显，相对来说，中医治疗效果更好。故本方经
临床实践对治疗慢性咽炎有很好的疗效。

77 益肺汤

【出处】验方

【组成】半夏15克　紫苏叶20克　杏仁15克　乌梅10克　阿
胶（烊化）20克　生姜15克　甘草7克　当归20克
沙参20克　麦冬20克

【功效】养阴润肺，益津止咳。

【**用法**】开水煎服，阿胶另烊化，煮40分钟，1天3次，每次添加烊化阿胶一匙，可连煮2天。

【**加减**】痰黄者加桑白皮、黄芩；痰不易咯者加地龙；痰黏者加旋复花、茯苓、陈皮；咳费力者加沙参、麦冬；夜咳明显者加重当归用量。

【**病例**】王某，女，68岁，湖南人。2017年6月26日初诊，自诉咳嗽1年多，多方求医问药无效，慕名来求医。患者精神尚可，但口燥咽干、阵咳，时有小便溢出，痛苦难堪。四诊所见：舌苔薄黄，脉细。即予益肺汤2剂，并告之煎煮方法。

二诊：6月30日复诊，告之服药后咳嗽已八成好转，甚为致谢。再予原方2剂。7天后，患者专程前来感谢告之，1年多的咳嗽顽疾治愈。

【**按语**】本方是针对常年咳嗽，或外感咳嗽迁延不愈，或愈而复发的特效方，适用于外感后遗咳嗽，阵咳腹压大而小便溢出，痛苦不堪，兼有头胀痛，舌苔薄白，脉象特征为手轻按即感到脉搏，重按则脉弱的患者。本方是一首有多年临床显著疗效的妙方。

78 二苏汤

【**出处**】验方

【**组成**】紫苏叶20克　白苏子15克　前胡15克　柴胡15克牛蒡子20克　陈皮10克　白芷15克　金银花15克

百部10克　甘草7克　桔梗10克　薄荷15克

【功效】解表宣肺，理气化痰。

【用法】冷水煎沸，煮30分钟，1天3次，热服，可连续煎煮2天。

【加减】痰多气急者加桑白皮；恶心欲吐者加竹茹。

【病例】寸某某，女，50岁，云南鹤庆人，农民。2019年11月28日就诊，咳喘10余天，胸闷，夜间加重，纳差乏力，口干，烦躁。四诊所见：舌苔薄白，根部稍厚腻，脉浮紧。拟上方2剂服用。

二诊：12月4日复诊，症情好转，咳喘轻微，胸闷、烦躁消失。效守原方2剂而痊愈。

【按语】本方是针对风寒喘咳、喘咳上气、痰气不利症的特效方子，适用于脉象为轻按在皮肤上即感到脉搏，重按稍弱，但不空虚的患者。

79 加味牵正汤

【出处】验方

【组成】全蝎6克　僵蚕15克　白附子30克（先煎2小时）
钩藤20克　蜈蚣2条　防风15克　白芷15克　天麻20克　川芎15克　甘草6克

【功效】祛风化痰，散风化瘀，通络止痉。

【用法】开水煎服，白附子先煎2小时，后下诸药再煎30分钟，1天3次，趁热服用，可连煮2天。

【加减】热象明显者加桑叶、菊花；血虚者加当归、鸡血藤、生地黄；头昏头痛者加蔓荆子、刺蒺藜、羌活、细辛。

【病例】杨某，女，40岁，鹤庆云鹤镇人。因右侧面神经麻痹而到某医院治疗，行针灸输液7天，症情反而加重，于2020年10月来诊。四诊所见：右颊胀痛，右眼启闭不灵，口干舌燥，舌苔厚黄而腻，脉有弦象。给予上方加减化裁3剂，诸症缓解。

二诊：再续3剂治愈。

【按语】本方主要针对由风邪所中，肺、胃经血液衰涸，筋脉不荣，以及面部气机不顺引起的面瘫，是治疗颜面神经麻痹的好方子。

80 痛经方

【出处】验方

【组成】香附15克　丹参15克　桂枝10克　红花10克　木香6克　川芎15克　泽兰15克　延胡索15克　赤芍15克　甘草6克

【功效】理气活血，调经止痛。

【用法】冷水煎服，煮30分钟，1天3次，趁温服用，连煮2天。

【加减】兼有气虚者加党参、黄芪，以补气生血；有淤血者加重红花、赤芍用量，再加桃仁以加强活血祛瘀之力；血虚有寒者加肉桂、炮姜、吴茱萸以温通血脉；血虚有热者加黄芩、牡丹皮、生地黄以清热凉血。

【病例】黄某，女，26岁，云南丽江古城人，职工。2019年5月22日初诊，自诉痛经半年，每次经期前或第一天感觉小腹冷痛，喜暖喜按，得温痛减，并伴有腰骶疼痛、酸冷、下坠感，严重时伴有恶心呕吐。月经量少、色暗，有血块，每次行经需服止痛类药物，影响正常生活与工作。四诊所见：舌淡暗，苔白润，脉沉。诊断为痛经，辨证为肾虚寒凝胞宫血瘀。拟上方加味：香附15克，丹参15克，桂枝10克，红花10克，木香6克，川芎15克，泽兰15克，延胡索15克，赤芍15克，甘草6克，菟丝子20克，枸杞子25克，覆盆子15克，3剂。叮嘱忌食酸冷。

二诊：服药后无特殊不适，腰腹痛基本消失，睡眠基本好转。正值经前期，效不更方，再进3剂。

三诊：药后行经时，腹痛大减，少量血块，未用止痛药物。守原方在每月行经前13天服用，续用3月后，行经未见明显疼痛。

【按语】本方为补血调经之常用方。方中香附、延胡两者共用，延胡索辛苦而温，主入血分，功能活血祛瘀，行气止痛；香附辛苦微甘性平，主入气分，善理气开郁，活血调经。两药同用，既可活血化瘀，又可疏肝理气，气行则血行，血畅则气顺，气血并治，行气止痛作用倍增，共为君药；丹参善活血化瘀，桂枝善助阳通脉，红花善活血通经。三药伍用，共奏温阳活血、通经止痛之功，为臣药。佐以赤芍、川芎、泽兰、木香行气活血，调经止痛。故本方是治疗经前或者经期小腹疼痛喜按，月经量少，甚或瘕块硬结，神疲乏力，头昏心悸，失眠多梦，舌淡，苔薄，脉细涩等症状的特效方。

81 公英汤

【出处】验方

【组成】蒲公英15克　白芍20克　黄连6克　干姜15克　半夏15克　丹参15克　潞党参20克

【功效】益气化痰，温胃泄热，理气和中。

【用法】开水煎服，煮40分钟，1天3次，趁温服用，连煮2天。

【加减】胃脘痛甚者加玄胡、木香；脘腹胀满者加神曲、麦芽；若泛酸加煅瓦楞子、海螵蛸。

【病例】白某，男，54岁，鹤庆云鹤镇居民。2021年4月21日就诊，自述胃痛多年，曾在本省各大小医院治疗，效果不明显，近3月来病情日见加重，尤其饭后加重，吐酸水，服用奥美拉唑类药则有缓解。现饮食逐渐减少，时时隐痛，日夜不休。去某大医院检查诊断为患有慢性非萎缩性胃炎伴糜烂及幽门螺杆菌感染，幽门螺杆菌阳++，pH值为900。四诊所见：面色苍白无华，舌根淡白舌尖红，苔薄少津，脉弦细滑，上腹部压痛明显。治宜调寒热，清补兼施。拟上方加减：蒲公英15克，白芍20克，黄连8克，干姜15克，半夏15克，党参20克，丹参15克，煅瓦楞子30克，神曲20克，炙甘草6克。3剂。

二诊：服药后，疼痛减轻，夜能安静入睡，食量稍增，苔薄白已润，但上腹部压痛不减。守前方辨证加减3剂。

三诊：患者5月2日又诊，诉疼痛渐止，上腹部压痛也减轻，仅于饭后三四小时有微痛，稍卧疼痛消失。守原方加茯苓20克、炒白术15克。3剂。服后病情日渐好转，疼痛全止。后再守原方调理10余剂。2月后告之，身体恢复常样，迄今病未复发。

【按语】 本方是笔者对老胃病几十年的探索验方。久病成瘀，寒热交错，看似虚实证，实为实证，虚虚实实很是难治。而本方抓住根子，以蒲公英一剂为君药，兼用活血化瘀止痛之药，寒热互用，疗效甚佳。据现代药理报告，蒲公英有抑制幽门螺杆菌的作用，供同仁参考。

82 胸腹止痛饮

【出处】 验方

【组成】 丹参30克　檀香5克　砂仁6克　玄胡20克　苏叶15

克 白术20克 厚朴15克 吴茱萸6克

【功效】 行气化瘀，活血止痛。

【用法】 冷水煎服，煮30分钟，1天3次，趁温服用，连煮2天。

【加减】 纳呆者加山楂、神曲；便秘者加大黄、肉苁蓉；有出血现象者酌减丹参剂量。

【病例】 拉某某，男，44岁，云南香格里拉人，农民。2017年8月5日来诊，自诉右上腹部持续隐痛1年有余，体重日减，每到深夜隐痛加剧，从未间歇，曾辗转各医院、诊所治疗，均不见效。反复查肝功能、超声波、心电图、X线胸腹透视、血常规等均无异常。四诊所见：精神萎靡，情志抑郁，面色暗淡，形体消瘦，倦怠无力，右腹部喜温喜按，大便结。舌质淡、苔薄白干燥，脉弦迟。拟上方4剂服用。

二诊：8月17日复诊，诉服药后自觉隐痛减轻。守上方加炒大黄10克，肉苁蓉15克。4剂。

三诊：8月29日再诊，诉服上药4剂后，大便柔软通畅，正常稍稀；腹痛全消，夜睡安静；精神面貌转佳。

四诊：9月12日又诊，诉症情完全治愈无反复发生。拟香砂六君汤4剂调理十多日。后电话回复，病情无反复，体重增加3公斤。

【按语】 此方是针对上腹部疼痛，诸如胃脘痛、胸胁胀闷、走串疼痛、刺痛拒按、舌质紫暗或见瘀斑、脉涩的患者，尤其对上腹部的气滞血瘀疾病疗效较为显著。

83 归芎镇脑汤

【出处】验方

【组成】当归30克　川芎30克　细辛6克　蔓荆子20克　辛夷花10克　刺蒺藜15克　僵蚕15克　菊花10克　怀牛膝20克

【功效】养血活血，祛风止痛。

【用法】冷水煎服，煮30分钟，1天3次，趁温服用，连煮2天。

【加减】头痛经久不愈者加桃仁、红花、全蝎；头昏头晕者加天麻、钩藤。

【病例】尹某，男，57岁，云南永胜人。2019年8月4日就诊，自述头痛10余年，以前额痛为甚，每天必吃去痛片、克感敏。如今身体健康每况愈下，痛苦不堪。无三高，饮食二便正常。曾在当地医院诊断为神经性头痛，治疗无效。四诊所见：痛苦面容，低声细语，舌苔薄白，脉弦细。拟上方加全蝎5克（研细冲服），天麻15克。4剂。

二诊：8月20日复诊，患者服上方4剂后，头痛明显好转，舌苔薄白，脉弦细。效不更方，续服上方4剂。

三诊：9月6日复诊，患者精神面貌良好，头痛基本消失，舌苔薄白，脉细，声音洪亮。已不服用克感敏之类止痛药。对笔者言语真诚，深表感谢。守上方去全蝎，4剂。后电话随访，告愈，且头痛至今未发。

【按语】头痛病因复杂，众多疾病均可诱发头痛。本方是针对不管什么原因引起的头痛症状，能够使头痛症状得到最大限度的缓解，是笔者行医50余年治头痛的验方，治疗头痛数百例，均获良效。

84 加味济川煎

【出处】验方

【组成】黄芪30克　白术30克　当归20克　牛膝20克　肉苁蓉20克　泽泻15克　枳壳10克

【功效】益气健脾，温肾益精，润肠通便。

【用法】冷水煎服，煮30分钟，1天3次，趁温服用，连煮2天。

【加减】气虚甚者加人参以补气；肾虚重者加熟地黄、菟丝子、枸杞子以滋阴补肾；虚甚者宜去枳壳以免伤气。

【病例】洪某，男，82岁，云南鹤庆人，退休教师。自诉便秘10年有余，5～6天一行，痛苦不堪，之前服常规泻药还有效，如芒硝、大黄、芦荟、番泻叶等，之后各类泻药都无作用。患者肠镜提示结肠黑变，有多个肠息肉。四诊所见：神疲乏力，口干，纳呆，寐欠安，舌质红，苔白，脉细数。辨证为气阴两虚，津亏肠燥。宜温肾滋精，润肠通便。拟上方2剂后，大便已能通畅排出，但便后仍干，矢气多。

中医临证——古今验方选萃

守原方白术加至35克，服药后，大便日行1次。守方巩固之。

【按语】本方是针对老年人津枯血燥之便秘。此症也可称为"假秘"，而不能一见便秘，即行攻下，市面上治便秘的成药大多数是泻药。临证患者脉证大多是一派虚寒之象，其便秘大多是津枯血燥，肠胃失于传导所致。本方疗效可靠，且不易复发，是针对老年人便秘的一首特效方。

85 痉一方

【出处】验方

【组成】延胡索20克　三棱10克　莪术10克　当归20克　川芎20克　香附15克　郁金15克　全蝎5克　蜈蚣2条　威灵仙15克　骨碎补30克　三七5克（冲服）

【功效】行气活血，祛瘀通络，息风止痛。

【用法】冷水煎服，煮30分钟，1天3次，趁温服用，连煮2天。

【加减】素体偏热者加苍术、黄柏；虚弱者加黄芪、黄精。

【病例】2018年8月，门诊患者6例，男4例，女2例，年龄48～62岁，病程1～3年。6例均自诉有腰部明显劳伤史，之后出现腰背部不同程度的疼痛。常年反复多次到各医疗点治疗，疗效不佳，疼痛时轻时重。6例均给予上方加减服用。少者服用6剂，多者服用

13剂，均达到满意疗效。

【按语】本方是针对腰背、四肢筋骨疼痛症的有效方，适合久病有淤血的患者，同时也适用于治疗多种恶性肿瘤引起的严重性疼痛。

86 痉二方

【出处】验方

【组成】菟丝子20克　淫羊藿20克　鸡血藤20克　狗脊15克　金樱子15克　女贞子15克　骨碎补30克　威灵仙15克　没药10克　杜仲15克　桑寄生15克　延胡索20克　甘草7克

【功效】滋补肝肾，活血化瘀，舒筋止痛，壮腰通络。

【用法】冷水煎服，煮30分钟，1天3次，趁温服用，连煮2天。

【加减】久病者加地龙、蜈蚣；血虚者加当归、川芎；偏热者酌加木通、伸筋草。

【病例】徐某某，男，43岁，云南鹤庆人，工人。2018年10月7日就诊，自诉右下肢疼痛3月余，行走中要间断休息3~5分钟。经CT摄片报告，诊断为L3~L5椎间盘膨出，曾到大小医院治疗，经牵引、口服止痛西药，症情未得到好转，要求中医治疗而前来就诊。四诊所见：患者痛苦面容，精神尚可，起坐、行动困难。舌有齿印，苔薄黄，脉弦数。拟上方加川芎15克，当归20克，路路通15克，透骨草15克。4剂。嘱患者每天在床上作屈膝运动。

二诊：10月26日复诊，症情好转，行走无须休息。逐守原方前后服用9剂后治愈。

【按语】本方是针对腰腿痛症的有效方剂。腰腿痛的病症很多，如腰椎间盘突出、膨出，腰背肌肉、韧带劳损，类风湿脊柱炎，扭挫伤等，但应排除泌尿系统结石、炎症、肿瘤和妇科疾病所致的腰腿痛。本方以温补肾阳、益气和血、壮腰通络为主，从肾论治而获疗效。

87 痉三方

【出处】验方

【组成】全蝎6克　蜈蚣2条　白花蛇5克　黄芪60克　鸡血藤30克　白芍30克

【功效】益气解痉，活血止痛。

【用法】冷水煎服，煮30分钟，1天3次，趁温服用，连煮2天。

【加减】舌质紫暗者加桃仁、红花；伴有失眠多梦者加龙骨、夜交藤；气虚乏力者加党参、白术；头昏耳鸣、腰酸等肾虚者加枸杞、黄精。

【病例】陈某某，女，48岁，云南鹤庆人，农民。2019年6月6日来诊，自诉坐骨神经痛半年余，多次打封闭针，口服英太青等止痛类药物，但不能完全治愈。时好时痛，转中医治疗。拟上方加减化裁治疗，用药6剂而痊愈。

【按语】本方是针对坐骨神经痛专用的有效方。坐骨神经是人体中最粗、最长、最深的经络神经，一旦人体卫气不固，腠理空虚，腰腿受伤，风、寒、湿三气乘虚而入，压抑瘀阻经络，不通则痛，长而久之，导致产生局部潜在性的酸胀和放射性疼痛。在治疗上仅用常规的激素封闭和止痛性药物已不奏效，故方中选用全蝎、蜈蚣、白花蛇等以搜风通络祛瘀止痛，配黄芪、白芍、鸡血藤等以益气活血，解痉止痛，淤血去、脉络通，故病症得到较好的治疗。

88 二瓜汤

【出处】验方

【组成】丝瓜络15克　木瓜15克　桑白皮15克　薏苡仁40克
金银花15克　甘草6克

【功效】清热解毒，健脾利湿，消肿止痛。

【用法】冷水煎服，煮30分钟，1天3次，趁温服用，连煮2天。

【加减】关节疼痛者加路路通、骨碎补；热甚者加生石膏；手指关节胀痛者加威灵仙。

【病例】马某，男，36岁，云南永胜人。2019年5月20日来诊，自诉因右足大拇指红肿热痛月余，曾多处治疗服用中西药无数，病情还是时有减轻、时有加重，缠绵不愈。近几天来，上述症状加重，尤其右足拇指及踝关节处疼痛难忍。四诊所见：神疲无力，舌质淡红，苔黄腻，脉沉弦。拟上方加减16剂而愈。

【按语】本方是针对痛症所致的拇指关节、踝关节部位出现红、肿、热、痛的有效方。本病的特点是高尿酸血症、急性关节炎急性发作、痛风石形成关节畸形，以及在病程后期出现的肾尿酸结石和痛风性肾实质病变。同时告知患者，首要是饮食治疗，远离海鲜和啤酒等，以防发病和复发。

89 祛湿合剂

【出处】验方

【组成】苍术20克　黄柏10克　牛膝20克　薏苡仁50克　独活15克　桑寄生15克　生地黄20克　泽泻15克　地骨皮15克　防己15克　甘草7克

【功效】祛风散寒，清热除湿，通经止痛。

【用法】冷水煎服，煮30分钟，1天3次，趁温服用，连煮2天。

【加减】肿甚者加木通、丝瓜络、夏枯草；痛甚者加威灵仙、细辛；麻木者加海风藤、忍冬藤、石楠藤。

【病例】何某，女，58岁，云南鹤庆人，企业退休。2021

年3月16日来诊，自诉右膝关节肿胀10余天，并日渐加重，以致步行困难。四诊所见：痛苦面容，行走跛行，右膝关节肿胀，有稍许波动感，局部无红肿，膝关节伸屈功能限制，小腿无肿胀，舌红，苔白腻，脉细数。拟上方3剂。

二诊：3月27日复诊，诉服药后上症见轻，但肿胀未消，守原方加木通4剂痊愈。

【按语】本方是针对湿热型关节滑膜炎的特效方，用于肝肾精血亏损、筋骨失其滋养、湿热之邪侵袭之病，疗效可靠。但在临床治疗中，要根据病症慎用木通剂量。

90 南星清窍汤

【出处】验方

【组成】胆南星15克　当归20克　党参25克　白芍20克　熟地黄20克　远志10克　黄芩15克　钩藤20克　全蝎5克（研细冲服）　僵蚕15克　大枣20克　菖蒲20克

【功效】祛风除痰，温经通络，滋阴补肾。

【用法】开水煎服，煮40分钟，1天3次，趁温服用，连煮2天。

【加减】兼有咳嗽痰多、咯痰不畅、偏瘫湿重者加茯苓、竹茹、藿香；胸膈满、食少、苔白腻者加麦芽、神曲。

【病例】李某，女，47岁，云南大理人，企业职工。2020年6月16日就诊，自诉反复眩晕多年，伴失眠、耳鸣，神疲健忘。四诊所见：烦热，胸胁苦满，舌红，脉弦细，重按无力，尺脉尤虚。拟上方加减4剂。

二诊：6月29日复诊，诉病情好转，诸症减轻。守原方4剂。电话回复，眩晕消失，仍感失眠、健忘。改天王补心汤续服4剂后收效。

【按语】本方是治疗痰湿中阻、肾阴不足、水不涵木之眩晕的特效方。丹溪称"无痰不作眩"之论，即是临床上因痰浊壅遏、蒙蔽清窍而致的眩晕之症。

91 资生清阳汤

【出处】验方

【组成】桑寄生15克　丹参15克　天麻20克　柴胡20克　钩藤20克　刺蒺藜15克　白芍20克　菊花10克　石斛15克　生地黄20克　薄荷15克　石决明25克　甘草6克

【功效】镇肝息风，养阴清阳。

【用法】冷水煎服，煮30分钟，1天3次，趁温服用，连煮2天。

【加减】头痛者加水牛角、龙骨、牡蛎以增加平肝息风之力；肝火胜、口苦、咽干、面赤、心烦者加龙胆草、夏枯草以加强清肝泻火之功；脉弦细者加枸杞子、何首乌以滋补肝肾。

【病例】和某，女，48岁，云南丽江人。2019年3月20日初
诊，自诉眩晕头痛半年多，经西药治疗，有所减
轻，但始终不愈，近两日眩晕加重，睡眠欠佳，
心慌，口苦。四诊所见：表情痛苦，血压正常，心
烦，舌苔薄白，脉缓。拟上方4剂煎服。

二诊：4月6日复诊，诉头痛眩晕减轻，但睡眠仍差，眩晕
时有发生，再拟原方加减6剂。电话回复眩晕头痛
消失。

【按语】本方是针对肝肾阴虚火旺、功能失调的眩晕症的有
效方。《素问·至真要大论》认为"诸风掉眩，皆
属于肝"，因肾脾寒湿，痰湿阻滞，致水不生木，
土不培木，则木郁风动，虚实夹杂，肝经郁热，脾
湿肾寒，故出现头重眩晕之症。此方在诊疗眩晕证
候方面，是一首疗效显著的方子。

92 前列舒乐汤

【出处】验方

【组成】淫羊藿20克　桑螵蛸10克　黄芪30克　牛膝20克　益
智仁15克　甘草7克　知母10克　黄柏10克　肉桂3克

【功效】补气益肾，清热利湿，化瘀散结。

【用法】冷水煎服，煮30分钟，1天3次，趁温服用，连煮
2天。

【加减】方中加入覆盆子、沙苑子等，可增加涩精缩尿止遗
之力；小腹疼痛者酌加小茴香、乌药以祛寒止痛；
小便涩痛较甚者酌加冬葵子、车前子、海金沙以利水
通淋；兼有遗精者加量沙苑子、山茱萸以固肾涩精；
兼有阴虚者加生地黄、熟地黄以滋肾阴、泻相火。

【病例】杨某，男，66岁，云南鹤庆人。2019年6月29日初
诊，自诉尿频、尿痛，小便淋漓不尽数月余，遇劳
加重，休息后可减轻，腰部酸痛，下肢肿胀，自觉
乏力、怕冷。查尿常规提示WBC：400/uL。四诊所
见：舌淡，苔白，脉沉细。证属脾肾两虚，治宜健
脾益肾，上方加味：淫羊藿20克、桑螵蛸10克、黄
芪30克、牛膝15克、益智仁15克、甘草7克、茯苓
15克、猪苓15克、菟丝子15克、肉桂3克。3剂服
用。嘱勿过度劳累。

二诊：诉腰部酸痛、下肢水肿好转，怕冷症状减轻，尿痛
感稍减。舌淡，苔微黄，脉沉细。查尿常规提示
WBC：260/uL。守原方加石椒草、延胡索。4剂。

三诊：诉尿痛、尿余沥症状明显减轻。舌淡，苔微黄，脉
沉细。查尿常规基本正常。效不更方，守原方续服
6剂。电话随访，告服药后诸症消失。

【按语】本方为治疗脾肾两虚引起久淋不愈的常用方。临床
应用以尿频、尿急、气短自汗、倦怠无力、面色㿠
白、遗精早泄、舌淡苔白、脉细弱等为辨证要点。
本方也是针对中老年人前列腺肥大而引起的尿频、
尿分叉的特效方。

93 潜阳凉背汤

【出处】验方

【组成】生地黄15克　熟地黄15克　泽泻10克　枣皮10克
　　　　　阿胶15克　生龙骨30克　生牡蛎30克　石决明30克
　　　　　桂枝6克　藁本6克

【功效】滋阴潜阳，引火归原。

【用法】冷水煎服，煮30分钟，阿胶烊化，1天3次，趁温服
　　　　　用，连煮2天。

【加减】心烦失眠者加酸枣仁、远志、肉桂、黄连；纳差、
　　　　　腹胀者加焦神曲、麦芽；口干舌燥者加乌梅、
　　　　　麦冬。

【病例】杨某，女，78岁，云南鹤庆金墩人。患者于2019年
　　　　　10月21日初诊，自述多年来双下肢及背部烘热，
　　　　　但他人触之无热感，由于烘热致使经常失眠，从无
　　　　　消止，心烦意乱，曾到大小医院诊疗，均无疗效，
　　　　　不治而返。四诊所见：形瘦，触之后背及双下肢无
　　　　　热感，无心肺病史，无三高，对答如流，神清智
　　　　　明，舌边尖红，脉细数。拟原方2剂。

　　二诊：10月29日，诉服药后双下肢热感减少，背部烘热
　　　　　感不减，失眠严重。四诊所见：舌尖红，苔薄白，
　　　　　脉弦细。守原方加重阿胶，去桂枝加肉桂2克（后
　　　　　下）、黄连8克。4剂。

　　三诊：11月12日，患者下肢热感大为减轻，背部烘热感

也出现缓解，出现白天轻、夜晚重的情况。睡眠改善。视之药方已生效，守原方续服20余剂，双下肢及后背热感消失而痊愈。电话回复至今未复发。

【按语】经多年临床经验，双下肢及背部烘热一症常见于老年人，虽不是大疾，但患者精神面貌差，表情痛苦，此验方是上述证候的特效方。查其病机，笔者认为老年人肝肾亏乏，致使虚火有余而肾水不足，肾与膀胱相表里，阴虚之火借足太阳之道上扰于背，下滞于腿而诱发此病。治疗时，根据病机，治以滋阴潜阳，引火归原，同时兼疏太阳之经脉。如桂枝撞通太阳之经，藁本撞行骨脉之络。二药并用，引药直达病所，也使虚火有回路可归。在运用引火归原的药物加减时，要考虑到引火之药大多是辛热之味，恐反有助逆之虑，所以在其药中处以滋阴潜阳之品以免弊端横生。

94 清肝八味饮

【出处】验方

【组成】金银花10克　菊花10克　枸杞子20克　决明子10克　陈皮10克　葛根15克　芦根15克　牛蒡子10克

【功效】清肝明目，解毒泻火。

【用法】冷水煎服，煮20分钟，1天3次，趁温服用，连煮2天。

【加减】脾胃虚弱、胃脘饱闷者加豆蔻、神曲；胁痛者加郁金、木香；口苦、口干者加麦冬、五味子、龙胆草；纳呆者加焦三仙。

【病例】向某，女，32岁，鹤庆县云鹤镇人，公务员。于2012年4月21日就诊，自诉胸胁部位不舒适，口苦口干，视力下降，结膜充血，便结。四诊所见：面色红润，声音洪亮，眼结膜充血，舌尖红，苔腻微黄，脉弦滑，拟上方4剂而愈。

【按语】本方是治疗因肝热证引起的眼部不适、口苦口干、矢气、便结等的特效方，治疗以清热解毒、通便润肠为主要原则。

95 三草清心药

【出处】验方

【组成】牡丹皮15克　黄连8克　连翘15克　栀子20克　金银花15克　生地黄25克　甘草7克　玄参10克　淡竹叶20克　麦冬20克　败酱草15克　夏枯草15克

【功效】清热解毒，凉血散瘀。

【用法】冷水煎服，煮30分钟，1天3次，趁温服用，连煮2天。

【加减】发热高者加重金银花用量至25克；痛处有肿块硬结者加重连翘用量至30克；便秘者酌加生大黄。

【病例】2019年笔者用本方加减，治疗门诊40例温毒发颐病人，服药5～10剂痊愈者6例，服药12～16剂痊愈者34例。

【按语】本方是针对各种温毒发颐、痰热壅聚、血瘀阻络的特效方。辨证要点为抓住局部红肿热痛、舌质红、脉浮紧的特征。此方病去即止，禁长时间服用。

96 三花二草汤

【出处】验方

【组成】当归30克　川芎30克　金银花15克　辛夷花10克
菊花10克　茜草10克　甘草7克

【功效】活血祛风，清热解毒，宣肺通窍。

【用法】冷水煎服，煮30分钟，1天3次，趁热服用，连煮2天。

【加减】体虚者加党参、黄芪、白术；清涕多、难止者加荜拨、乌梅、藿香、佩兰；脾虚者加怀山药、白术、扁豆。

【病例】2019年1月用本方在门诊治疗慢性鼻炎患者13例，服4剂痊愈者2例，服5剂痊愈者5例，服6剂痊愈者5例，服7剂好转者1例。

【按语】本方是治疗过敏性鼻炎、慢性鼻炎较好的方子。治疗鼻炎的中药、西药、中成药甚多，但疗效不是很好。笔者从50多年的临床经验中总结到，临证中要注重整体结合局部，强调辨证，抓住特征以上方为基础，进行精准的加减化裁，如肺气虚寒的主要辨证要点是患者平素容易感冒；脾虚湿聚的辨证要点是涕白黏量多；清阳失举、浊积鼻窍的辨证要点是浊涕较多，嗅觉减退；肺气壅滞的辨证要点是黄脓涕多、鼻塞气热，但擤出涕后则鼻通气改善；气滞挟风的辨证要点是鼻塞不通伴两耳闭气。总之，治鼻炎要抓根本，根据不同的证候在上方的基础上灵活加减，做到方药和病证合拍，从而起到药到病除的效果。

97 三藤四草汤

【**出处**】验方

【**组成**】海风藤15克　忍冬藤15克　石楠藤15克　伸筋草15克　透骨草15克　千年健15克　甘草7克　桑寄生15克　威灵仙15克　当归20克　赤芍15克　川芎20克　豨莶草15克

【**功效**】搜风通络，祛湿止痛。

【**用法**】冷水煎服，煮30分钟，1天3次，趁温服用，连煮2天。

【**加减**】体虚者加党参、白术；病程日久者加蜈蚣、全蝎；肌肉痉痛者加白芍。

【**病例**】沈某某，女，38岁，云南丽江人，企业职工。于2020年12月6日就诊，自诉四肢关节疼痛难忍，曾去过大小医院治疗，但10余天后，四肢关节疼痛如初，遇阴雨天气，疼痛加倍。四诊所见：患者精神尚可，面部稍有浮肿，四肢关节疼痛，关节轻度肿胀，关节活动受限，苔白腻，脉弦数，拟上方加减8剂，症状减轻。

二诊：2021年1月6日，诉四肢关节疼痛大为缓解，但阴雨天还是疼痛，守原方加淫羊藿25克。8剂。电话随访，服药后四肢关节疼痛消失，至今未复发。

【按语】本方是针对风湿性关节炎的有效方，适用于风痹、寒痹、行痹等症，也适用于肢体、关节肿胀，酸痛且游走不定的病症，以腕、肘、指、踝等关节为多见。患者舌苔多见薄白，脉弦数。

98 生发益肾汤

【出处】验方

【组成】熟地黄25克　山茱萸10克　怀山药30克　泽泻15克
何首乌15克　旱莲草15克　白芍25克　枣仁20克
枸杞子20克　蝉蜕7克　远志10克　甘草6克

【功效】补肝益肾，养血活血。

【用法】冷水煎服，煮30分钟，1天3次，趁温服用，连煮2天。

【加减】肾气虚寒者酌加淫羊藿、巴戟天；脾虚胃弱者加豆蔻、神曲；头昏头痛者加当归、川芎、蔓荆子。

【病例】

　例1：赵某某，男，46岁，云南鹤庆人，职工。2017年8月6日初诊，自诉脱发已2年多，头发稀疏，尤其洗头时脱有上百根，油多，发细软，睡眠不佳，梦多，经常为脱发而苦恼，易怒、烦闷、出汗多。四诊所见：神情黯然，头顶处有不规则斑片状脱发，苔薄白，脉细数。拟上方每月8剂。治疗3月，头发重回乌黑浓密而痊愈。

　例2：邹某某，女，41岁，云南鹤庆人，职员。来诊诉1年前出现月经推迟、量少色淡的症状，最近发生斑秃现象，到医院皮肤科就诊，医生开方服用了生发作用的西药进行治疗，但疗效不佳，于是转中医治疗。四诊所见：面色晦暗无光彩，头顶有五处圆形脱发，苔薄白，脉细弱。拟上方每月8剂，治疗2月后其患处长出了细发；此后又按原方加减治疗3月，头发重回乌黑浓密。

【按语】本方是针对肝肾亏虚、气血不足的脱发，只要辨证精准，药证合拍，就会起到很好的治疗效果。治疗脱发（斑秃）首先要从深层原因入手，有瘀先除瘀，有湿先除湿，之后把调五脏六腑和调表相结合，阴阳平衡，气血充盈、顺畅，经气遍布机理，从而达到治疗脱发的目的。

99 首乌黄精汤

【**出处**】验方

【**组成**】何首乌15克　黄精20克　天麻20克　当归20克　怀山药30克　远志15克　龙骨30克　牡蛎30克　白术20克　茯神20克　钩藤20克　珍珠母20克　甘草7克

【**功效**】滋补肝肾，益气养血，祛瘀定痛。

【**用法**】冷水煎服，煮40分钟，1天3次，趁温服用，连煮2天。

【**加减**】有风者加水牛角、僵蚕、全蝎；有火者加黄芩、黄连、栀子、竹叶、知母、百合；有痰者加柴胡、白芍、枳壳；有瘀者加桃仁、红花、丹参。

【**病例**】余某，女，46岁，浙江人，教师。2019年10月26日初诊，自诉身患癫痫症，每月发作1～2次，经多方治疗，疗效不明显。经朋友介绍，不远千里来求诊。四诊所见：精神尚可，善谈，无三高，颜面晄白，经期量少而淋漓，全身乏力，二便正常，舌苔淡红，苔薄白，脉弦数。拟上方加红花15克，丹参15克，全蝎5克（冲服），僵蚕15克。8剂。服后症情好转，发作次数减少且发作时间减短，守原方加减化裁每月8剂。半年后告知近几月癫痫未发作。

【**按语**】本方是针对癫痫症的有效方剂，但也要辨证准确，恰到好处地加减化裁，才能收到很好的治疗效果。

100 通痹五味饮

【**出处**】验方

【**组成**】黄芪40克　金银花20克　石斛20克　远志15克　牛膝20克

【**功效**】益气逐痹，清热止痛。

【**用法**】冷水煎服，煮30分钟，1天3次，趁温服用，连煮2天。

【**加减**】痛甚者加细辛；痛处游走不定者加威灵仙、千年健；关节沉重者加薏苡仁、茯苓、豨莶草；关节热痛者加忍冬藤、黄柏、伸筋草等。

【**病例**】经统计门诊日志，2020年1月有30例门诊患者，女23例，男7例，大多是中老年患者，病程短的10余年，病程长的有20余年。疼痛部位以腰部、腿部最为常见，少数患者膝关节常伴有肿胀，上下楼梯有咔嚓声。经上方加减化裁均收到良好的效果，有效率超过95%。

【**按语**】本方是治疗各种原因引起的痹症，如风湿关节炎、类风湿关节炎、肩周炎、颈椎综合征、腰肌劳损和退化性膝关节炎等。如加减得当，本方是一首疗效很好的方子。

101 通痹汤

【**出处**】验方

【**组成**】川附片30克（先煎2小时）　丹参20克　当归20克
没药10克　乳香10克　连翘15克　鸡血藤15克　海
风藤15克　姜黄10克　地龙15克　胆南星15克　威
灵仙15克　甘草7克

【**功效**】温阳散寒，活血止痛。

【**用法**】开水煎服，附子开水先煎2小时，再放诸药煮40分
钟，1天3次，趁温服用，连煮2天。

【**加减**】痛在肩、颈上肢者加葛根、羌活、桂枝、桑枝；痛
在腰部者加杜仲、川芎、狗脊；痛在下肢者加独
活、牛膝、木瓜。

【**病例**】张某，男，30岁，云南鹤庆人，职员。2020年3月3
日来诊，自诉颈椎、肩关节疼痛，反复发作月余。
四诊所见：痛苦面容，右上肢功能受限，舌质淡，
苔白腻，脉沉细。拟上方12剂痊愈，至今未复发。

【**按语**】本方是针对肩关节周围炎，属风、寒、湿的有效方，
也适用于肢体关节酸痛、关节屈伸不利的患者。

中医临证——古今验方选萃

102 通脉汤

【**出处**】验方

【**组成**】白参20克　丹参20克　苏木10克　山楂20克　炙甘草7克　生地黄20克　大枣25克　砂仁6克

【**功效**】益气通脉，活血化瘀，理气止痛。

【**用法**】冷水煎服，煮40分钟，1天3次，趁温服用，连煮2天。

【**加减**】胸闷者加薤白、半夏以通气；舌边、尖隐青，左胸较闷胀者加红花、乳香、没药以活血化瘀；偏于虚寒者生地黄改熟地黄再加附子。

【**病例**】

例1：陈某某，男，64岁，云南鹤庆人，企业负责人。2008年11月18日初诊，自诉心前区闷痛10余年。10年前出现心前区闷痛症状，近日发作频繁，经常在深夜发作，阴雨天发作频繁，平素口服复方丹参片、丹参滴丸。四诊所见：口干、心悸、心前区闷痛，面色淡白，倦怠。舌暗红，苔白腻，脉结代、沉细。血压125/90mmHg。治宜益气活血，温阳散寒，理气止痛。上方加减化裁：白参20克，苏木15克，五味子10克，炙麻黄10克，附子20克，细辛5克，柴胡15克，黄芩12克，桂枝15克，白芍30克，炙甘草10克，丹参20克，砂仁6克，干姜12克，川芎30克。3剂。附子先煎2小时，开水煎服。

二诊：11月26日复诊，诉症状较前改善，凌晨时发心悸、胸闷。四诊所见：舌红，苔腻，脉弦滑。处方：白参20克，麦冬20克，五味子10克，柴胡15克，黄芩12克，炙麻黄10克，附子20克，细辛5克，桂枝15克，白芍30克，炙甘草10克，丹参20克，砂仁6克，干姜10克，玉竹15克，葛根30克，生地黄20克。6剂。附子先煎煮2小时，开水煎服。

三诊：12月14日复诊，诉时发心悸、头胀、腿软、大便干、小便黄。四诊所见：舌红，苔黄腻，脉沉细。处方：白参20克，麦冬20克，五味子6克，玉竹12克，柴胡15克，黄芩12克，桂枝15克，白芍30克，炙甘草10克，生龙牡各30克，丹参20克，砂仁6克，干姜10克，生地黄15克，酸枣仁20克，火麻仁20克，附子20克，大黄6克。3剂。开水煎服，附子先煎2小时。

四诊：2008年12月23日复诊，诉心悸、头胀改善，大便通畅，睡眠改善，时觉气短乏力。四诊所见：舌红，苔白腻，脉沉细。处方：白参25克，麦冬20克，五味子8克，玉竹12克，柴胡15克，黄芩12克，桂枝12克，白芍20克，炙甘草12克，生龙牡各30克，丹参20克，砂仁6克，干姜10克，生地黄15克，酸枣仁20克，火麻仁20克，附子20克，茯苓20克，杏仁10克，陈皮10克。6剂，开水煎服，附子先煎2小时。

五诊：2009年1月2日复诊，诉时发心前区闷痛，自觉双腿发软。四诊所见：舌红，苔黄腻，脉沉缓。处方：白参20克，麦冬20克，五味子10克，苏叶12克，柴胡15克，黄芩12克，丹皮15克，生地黄20克，栀子15克，桂枝10克，白芍20克，炙甘草10克，生龙牡各30克，陈皮15克，杏仁10克，附子20克，白术20克，干姜6克，茯苓20克，牛膝20克，苏木10克，玄参10克，川楝子15克。6剂。开水煎服，附子先煎2小时。

六诊：2009年1月20日复诊，诉心前区闷痛显著改善，下肢酸困、口干苦减轻。四诊所见：舌暗红，苔白，脉沉缓。处方：白参20克，麦冬20克，五味子10克，柴胡15克，黄芩12克，丹皮15克，生地黄20克，栀子10克，桂枝10克，白芍20克，炙甘草10克，生龙牡各30克，陈皮10克，白术15克，干姜6克，茯苓20克，怀牛膝20克，苏木10克，玄参10克，焦渣15克，麦芽10克，厚朴15克。6剂。

七诊：2009年2月8日复诊，诉诸症明显改善。拟原方通脉汤配方颗粒剂7剂，以善其后。

例2：2019年12月门诊4例，均采用上方加减治疗，药物为颗粒制剂。诊前均有不同程度的结代脉心律不齐、胸闷、心悸。发病原因或诱因都不明。病程在半年到2年以上。经治疗后，有3例服药4～16剂后结代脉消失，诸症缓解，1例减轻。复诊多次后，有3例未复发，一般情况尚可，1例无显效。

【按语】本方是针对脉结代、心动悸的有效方。若辨证精准，本方是一首好方子。临床也适用于心肌缺血、心律失常、多发性窦性早搏等心脏疾病，临证运用可与炙甘草汤交替并用，值得临床进一步探讨。

103 疏肝无忧汤

【出处】验方

【组成】酸枣仁20克　柏子仁20克　白芍20克　竹茹15克
白参15克　当归20克　柴胡20克　茯苓20克　小麦
30克　香附15克　大枣20克　甘草7克

【功效】疏肝解郁，柔肝养血，养心安神。

【用法】冷水煎服，煮40分钟，1天3次，趁温服用，连煮
2天。

【加减】精神兴奋者加磁石、菖蒲；失眠重者加合欢皮、夜
交藤。

【病例】根据门诊日志统计，2020年用此方门诊治疗病例79
例。治疗前患者均有情绪低落、话语重复、考虑问
题吃力、度日如年、失眠等症状，且有自疑多病、得
绝症等想法。用本方加减治疗3疗程（1月1疗程），
均取得一定疗效，治疗结果痊愈（精神症状消失）
有5例；显效（精神状况大部分好转）有23例；基本
好转（精神状况有改善）有34例，无效17例。

【按语】本方适用于精神恍惚、心中烦乱、睡眠不安，甚则
言行失常、舌红少苔、脉细而数的患者，对抑郁症
和更年期综合征也有一定的疗效。

104 消风饮

【出处】验方

【组成】防风15克　生地黄20克　当归20克　蝉蜕8克　知母20克　火麻仁10克　荆芥15克　苍术10克　牛蒡子15克　生石膏80克　木通15克　金银花15克　水牛角15克　甘草7克　苦参30克

【功效】疏风除湿，清热养血。

【用法】冷水煎服，煮30分钟，1天3次，趁热服用，连煮2天。

【加减】体虚者去生石膏、苦参，加党参；脾虚者去生石膏，加白术；热盛便结者加大黄、滑石。

【病例】根据门诊日志统计，2019年1月门诊病例12例，全身不同程度出现红斑、丘疹，有不同程度的瘙痒感，用上方治疗均有效。此12例发病特点均较急，采用本方加减化裁治疗后，短者服用3剂，长者服用6剂，结果9例治愈，3例好转。

【按语】本方是针对因风毒之邪侵袭人体的特效方。风毒与人体内的湿热相搏，内不得疏泄，外不能透达而郁于肌肤腠理之间致发病，如常见的湿疹、风疹。

105 小儿六味饮

【**出处**】验方

【**组成**】灯芯草3克　淡竹叶10克　小枣10克　薏苡仁15克
　　　　僵蚕3克　蝉蜕3克　甘草2克

【**功效**】清利风热。

【**用法**】冷水煎服，煮20分钟，1天多次服用，连煮2天。

【**加减**】便结者加胖大海3克；纳呆腹胀者加麦芽10克、山
　　　　楂10克；烦躁不安者加黑豆6克。

【**病例**】段某某，男，8岁，云南鹤庆菜园人。患者于2020
　　　　年4月10日就诊，其母代诉，经常易怒，发脾气，
　　　　常伴有咳嗽，但无痰，时有舌面溃疡，曾多次去
　　　　医院求治，但均无明显疗效。病情日益加重。四诊
　　　　所见：患儿烦躁，坐立不安，舌边尖红，右手食指
　　　　内侧经脉青紫明显。大便正常，小便少。拟上方3
　　　　剂。嘱当茶水饮之，7天痊愈。

【**按语**】本方是针对儿童风热太重，过食辛香厚味，素有积
　　　　热，复感外邪，搏结于上焦的儿童特效方。更值得
　　　　一提的是，本方淡甜无味，易于大小儿童接受饮
　　　　用，起到事半功倍的效果。

106 小黑白饮

【**出处**】验方

【**组成**】蝉蜕2克　僵蚕3克　神曲6克　甘草2克　黑豆12粒

【**功效**】散风，清热，定惊。

【**用法**】冷水煎服，煮20分钟，1日多次服用，连煮2天。

【**加减**】尿少者加灯芯草；皮肤上有小疹者加竹叶、金银花。

【**病例**】谢某，男，3月，云南鹤庆人。其母诉近10天，患儿昼眠夜啼，家人十分难熬，痛苦难堪而前来求诊，因未见小孩，问明其他情况，一切正常。拟上方2剂，服后恢复正常睡眠。

【**按语**】本方是针对半岁内小孩昼眠夜啼的特效方，前提是小孩未出现温邪引起的外感热证，如出现此证候，应当辨证施治。

中医临证——古今验方选萃

107 兴基方

【**出处**】验方

【**组成**】台乌20克　黄连8克　枸杞子20克　杜仲15克　猪苓15克　泽泻15克　白芍15克　瞿麦25克　荔枝核20克　延胡索20克　滑石30克　小枣20克　甘草7克

【**功效**】养阴清热，利水通淋，行气止痛。

【**用法**】冷水煎服，煮30分钟，1天3次，趁温服用，连煮2天。

【**加减**】久病者加鸡内金、海金沙；便秘者加大黄、白术；气虚者加黄芪、党参；血尿者加炒地榆、白茅根、藕节。

【**病例**】杨某某，男，75岁，云南鹤庆人，退休教师。自诉历来身体健康，但2020年6月18日，左腰腹疼痛难忍，到某医院急诊，腹部B超检查，左肾上极见强四光斑，$0.6/0.5cm^2$，均有声影，提示左肾有小结石，服西药后未见排石，腰腹部时有阵痛，小便急痛淋沥。于2020年7月2日就诊。四诊所见：痛苦面容，脉弦，舌苔黄，稍腻。拟上方5剂。

二诊：7月22日复诊，告知服用后排出结石1块，守原方3剂。后继续排出细碎米粒大小样结石若干，腰部疼痛消失而痊愈。

【**按语**】本方是针对湿热型尿路结石的特效方，尤其对急性疼痛发作者疗效更佳。在服药期间，应叮嘱患者保持适当运动，如跑步、跳绳、上下楼梯、爬山等，用药期间还需多喝水，疗效更好。

108 杞枣扶正汤

【出处】验方

【组成】枸杞子25克　大枣25克　白参20克　白术20克　茯苓20克　熟地黄20克　白芍20克　当归20克　炙甘草7克

【功效】健脾益气，滋阴养血。

【用法】冷水煎服，煮30分钟，1天3次，趁温服用，连煮2天。

【加减】血虚者加重熟地黄、白芍用量；气虚者加黄芪、黄精；不眠者加枣仁、五味子；纳呆者加山楂、神曲。

【病例】张某某，男，58岁，鹤庆金墩乡人，农民。2019年8月经省某医院确诊为膀胱癌，经放疗、化疗6月多，病情证候好转，但患者形体消瘦，头发脱光，头昏目眩而来求诊。四诊所见：面色萎黄，气短懒言，舌质淡，苔薄白，脉细弱。拟上方服用20余剂。

二诊：2020年1月复诊，诉全身情况良好，能参加一般劳动。守原方3剂，以巩固疗效。

【按语】本方是针对病后失养、气血两虚的特效方，尤其是对接受放疗、化疗的患者。本方有益气补血、调理机体的功能，同时能调动机体的抗癌能力以达到扶正祛邪的作用。

109 泽湿汤

【**出处**】验方

【**组成**】知母20克　生地黄20克　苍术15克　黄柏10克　白术20克　泽泻15克　猪苓15克　茯苓20克　甘草7克

【**功效**】消热化湿，利水排毒。

【**用法**】冷水煎服，煮30分钟，1天3次，趁温服用，连煮2天。

【**加减**】尿短淋沥者加车前子；尿时涩痛者可酌加乌药；尿血者加白茅根、茜草炭；腰腿痛者加桑寄生、牛膝。

【**病例**】施某某，女，38岁，云南鹤庆人，公务员。2019年6月5日初诊，自诉近几年来，小便频且伴有刺痛，量少，窘迫不堪，尿后似尽未尽。四诊所见：患者神情烦躁，精神尚好，时有小腹胀痛，月经正常，口苦，舌淡红，苔薄白，脉沉弦。拟上方3剂而痊愈。

【**按语**】本方是治疗下焦湿热或外邪所侵，化而为热以致水热互结、邪热伤阴而致病的有效方。此外，本方也是对因烦劳过度，耗伤阴血，阴虚则火旺灼伤脉络，尿中有血的一首特效方。

110 止嗽汤

【**出处**】验方

【**组成**】茯苓20克　胆南星15克　款冬花15克　桔梗10克　桑白皮15克　陈皮10克　甘草7克　麻黄15克　苦杏仁15克　半夏15克　浙贝母15克

【**功效**】宣肺化痰，止咳平喘。

【**用法**】开水煎服，煮40分钟，1天3次，趁温服用，连煮2天。

【**加减**】表证较重者加防风、紫苏、生姜以解表散邪；湿聚生痰、痰稠黏者加白术、竹茹；干咳无痰者加瓜蒌、知母以润燥。

【**病例**】根据门诊日志统计，2019年1~6月运用此方门诊治疗单纯性咳嗽72例，有71例服药2剂后，咳嗽的次数和时间均有不同程度的减少和减轻，继续服药5剂后，有24例咳嗽基本停止，身体逐渐恢复正常；有47例服药6~12剂后，咳嗽完全停止；1例未得到满意疗效。

【**按语**】本方是治疗风邪犯肺之常用方，是以咳嗽咽痒、咯痰不爽、新旧咳嗽或微有恶风发热、舌苔薄白、脉浮缓为辨证要点的有效方。

111 加味芪葛桂枝五物汤

【**出处**】验方

【**组成**】黄芪50克　葛根30克　桂枝15克　白芍20克　大枣
20克　生姜15克　甘草7克

【**功效**】益气和血，温经通痹。

【**用法**】冷水煎服，煮30分钟，1天3次，趁温服用，连煮
2天。

【**加减**】恶风寒较甚者加防风、荆芥、淡豆豉以疏散风寒；
身体不仁较甚者酌加地龙、全蝎；病发于头部者加
川芎、苍耳子；发于面部者酌加白附子、僵蚕；发
于胸部者加白芥子；发于腹部者加木香、大腹皮；
发于背部者加羌活；发于腰部者加补骨脂、续断；
发于四肢者加桑枝、鸡血藤；发于上肢者加姜黄、
羌活；发于下肢者加牛膝、苍术。

【**病例**】李某，男，49岁，云南丽江人。自诉1年多前，感
觉四肢逐渐迟钝，慢慢发展为肌肉麻木，肢体强
直，屈伸不利，行步不稳，头重脚轻如踏棉花，伴
有腰痛、腹部不适。经CT检查，发现C2～C6椎管狭
窄，确诊为脊髓型颈椎病，建议用手术治疗。患者
因有所顾虑转请中医治疗。于2019年11月17日来
我处就诊，门诊见舌苔白，略腻，脉来涩迟。辨为
气虚血滞，血痹之症。拟上方服4剂后，各种症状
均有减轻。守原方加威灵仙、地龙，4剂。

二诊：服4剂后，患者已能行走，不用他人搀扶而来就诊。在上方基础上加木瓜、泽泻、白术等以利水湿之邪。二方交替服用共10余剂后，上述症状全部消退，恢复正常工作。半年后随访，病情一直没有复发。

【按语】本方是针对以肌肤麻木为主要病症的方剂，治疗应采用调补营卫、益气和血的方法。该方有三个特点，其一，以桂枝汤为主调和营卫解肌祛风，加葛根起到缓解肌肉疼痛，扩张微循环增加局部血流量的作用；其二，加黄芪重在益气，取意于气行则血行，血行则通痹。临床上有时加当归同用，目的是加强益气和血的作用；其三，桂枝汤中倍用生姜，取其外散走表，载黄芪、葛根、桂枝之力而行于外，也是临床取效的关键，不可忽视。

112 枸杜六味汤

【出处】验方

【组成】枸杞子20克　杜仲15克　熟地黄20克　山萸肉10克　怀山药30克　泽泻15克　丹皮10克　茯苓15克

【功效】滋阴养肝，壮腰补肾。

【用法】冷水煎服，煮30分钟，1天3次，趁温服用，连煮2天。

【加减】口干者加乌梅、麦冬；腰痛者加巴戟天；失眠者加枣仁、远志。

【病例】和某某，男，48岁，云南丽江人，职工。2019年3
月5日初诊，自诉有前列腺炎病史，近半年来，腰
酸时有隐痛，头昏无力，小便淋出如脂、涩痛，
时重时轻。四诊所见：形体消瘦，目光无神，舌质
淡，舌苔腻，脉细小，无力。拟上方前后服用16
剂。诸症大为好转，续服原方4剂而痊愈。

【按语】本方是针对前列腺属虚症的有效方，适用于长时间
不愈或反复发作的患者，方中八味药均有补肝肾、
健腰养脾之功效。

113 八味补骨汤

【出处】验方

【组成】骨碎补30克　补骨脂10克　续断20克　白芍30克
淫羊藿20克　黄芪30克　杜仲15克　熟地黄20克

【功效】滋补肝肾，活血通络，强筋壮骨。

【用法】冷水煎服，煮30分钟，1天3次，趁温服用，连煮
2天。

【加减】体虚者加潞党参、白术；纳呆者加山渣、神曲、麦
芽；久病者加红花、三七（研细吞服）。

【病例】

例1：洪某，男，22岁，云南鹤庆人，学生。因左手手
臂被柴块击伤，肱骨下端粉碎性骨折，经大理某医

院做植骨钢板内固定术3月，因局部疼痛，肌束萎缩，被动体位，于1984年6月16日到我院骨伤科治疗。1984年6月17日，X线片提示骨痂未形成。骨断端间隙增宽，骨断面骨质硬化，密度增高，断端形状圆滑。因肾主骨，生髓；肝主筋，脾主肉，故拟益气养血，培补肝肾法。投以大剂八味补骨汤，隔日1剂，水煎服。1984年7月26日（41天），X线片提示骨痂大量生长，骨折线模糊，患者肌肉丰满，功能基本恢复。60天后痊愈出院，一切正常。

例2：张某某，男，21岁，鹤庆金墩人。于2020年8月2日求诊，自诉右肱骨中断骨折，经手术切开复位，行钢板内固定术。手术已做9个月。X线片显示，骨折断端骨痂未形成，医生建议暂不能拆除钢板，加之患者局部有不适感，要求来本院中医药治疗。拟上方服用12剂后，X线片显示，两端骨小梁形成，骨痂完全包裹两段端。

【按语】本方适用于骨折术后骨痂未形成或愈合不良的患者，也适用于腰部痛有定处、痛处拒按、俯仰不便的中老年腰椎骨质增生的患者。

114 补肾君臣汤

【出处】验方

【组成】熟地黄20克　　淫羊藿20克　　骨碎补25克　　杜仲15克

狗脊15克　牛膝15克　薏苡仁40克　萆薢15克　威灵仙15克　川芎15克　肉苁蓉15克

【功效】滋阴补肾，活血消肿止痛。

【用法】冷水煎服，煮30分钟，1天3次，趁温服用，连煮2天。

【加减】气虚者加人参；血虚者加当归；大便燥结者加大肉苁蓉用量。

【病例】王某某，女，65岁，云南剑川人，农民。2020年4月21日初诊，自诉双膝关节肿胀，扶拐勉强能行走，半年前病情加重，曾到多家医院就诊，用局部封闭玻璃酸钠等西医治疗，病情有所好转，但总是过10余天后双膝肿胀如初，如此反复治疗月余，改求中医治疗。四诊所见：患者面部稍浮肿，神情尚好，双膝无凹陷性肿胀，步行艰难，双膝关节行走时偶有咔嗒声，舌苔薄白、淡腻，脉濡细。拟上方4剂。

二诊：诉服药后，双膝肿痛大减，行走也较为轻快。再守原方8剂。电话告知双膝肿胀消退，行走便利，能料理家中事务。

【按语】本方是针对中老年退化性膝关节炎的有效方，尤其是表现为肝肾阴虚的患者，方中熟地黄、淫羊藿为补肾中之阴；骨碎补、杜仲、狗脊、牛膝镇痛强筋骨；薏苡仁、萆薢利湿消肿；威灵仙、川芎活血止痛；肉苁蓉补肾强筋骨。总之，用补肾滋阴治疗退化性关节炎是一种有效的方法，只要临床上辨证准确，灵活加减，本方不但能有效地改善症状，提高近期疗效，还对预防关节畸形有重要的临床意义。

115 丹鹿通督汤

【出处】验方

【组成】丹参20克　鹿角胶15克（烊化）　延胡索20克　杜仲15克　续断20克　骨碎补30克　黄芪30克　鸡血藤15克　没药10克

【功效】活血通督，通络止痛。

【用法】冷水煎服，煮30分钟，1天3次，趁温服用，连煮2天。

【加减】气虚者加党参、白术；局部肿胀者加川芎、白芍；久病者加全蝎、蜈蚣。

【病例】根据门诊日志统计，2019年1~2月门诊治疗腰背痛患者21例，男9例，女12例。年龄最小的38岁，最大的69岁，病程在1年内的6例，1~8年内的11例，3年以上的4例，病因为不明原因引起的有6例，腰肌劳损15例（扭伤、跌伤、重力伤）。21例均服上方加减化裁8~16剂，结果痊愈10例，好转9例，好转不明显2例。

【按语】本方是针对慢性腰腿痛患者的有效方剂，凡腰背局部肌肉、骨骼病变都是督脉走向之地，因督脉行走于人体背部，属于阳经之海。脉督一身阳气，只要

中医临证——古今验方选萃

阳气受损，阳气衰弱，就会产生腰背骶脊的疼痛。本方药证合拍，故能起到好的治疗效果。但引起腰背痛的病证很多，凡骨骼病变，如类风湿性脊柱炎、泌尿系统结石、炎症、肿瘤和妇科疾病所致腰背痛等，当不在此首方剂的治疗之中。

116 颈椎方

【出处】验方

【组成】白芍30克　威灵仙15克　木瓜15克　鸡血藤15克
　　　　葛根30克　杜仲15克　骨碎补30克　甘草7克

【功效】活血祛瘀，解痉止痛。

【用法】冷水煎服，煮30分钟，1天3次，趁温服用，连煮2天。

【加减】痛甚者加细辛、没药；久病者加全蝎、蜈蚣；头昏晕者加天麻、白术、茯苓。

【病例】李某某，46岁，云南永胜人，职工。2019年8月26日来诊，自诉颈肩疼痛，手臂麻木已近2年，右手握力减退，背部右侧隐痛。四诊所见：颈部右侧肌肉胀痛，压之舒适，神情痛苦，两手臂无肿胀，舌白苔腻，脉滑。拟上方加全蝎6克，蜈蚣2条。6剂。

二诊：9月18日复诊，颈肩部疼痛明显好转，右上肢麻木疼痛消失，但还是感觉头昏眩。守上方减蜈蚣加天麻15克，白术20克。12剂。

三诊：10月28日再诊，颈椎右侧肌肉松弛、胀痛消失，双
手臂麻木感、头昏也消失。续服上方（颗粒剂）7
剂。电话随访，诸症消失无复发。

【按语】本方是针对颈椎病属风寒湿证的有效方。颈椎病属
中医学痹症范畴，其发病机理主要与风寒湿邪侵袭
有关，邪气由表及里侵入机体，流注经络关节，气
血运行不畅，瘀阻脉络而成本病。颈椎方具有缓急
解痉、祛风散寒、活血通络的功效，可促进局部血
液循环，消除组织及神经根水肿，增强新陈代谢，
从而达到治疗目的。

117 舒筋活络汤

【出处】验方

【组成】黄芪30克　桂枝15克　金银花15克　当归20克　赤
芍15克　血竭15克　土鳖虫10克　玄参10克　鸡血
藤15克　牛膝20克　红花15克　白芥子10克　甘草
7克

【功效】活血祛瘀，舒筋通络，清热解毒，理血止痛。

【用法】冷水煎服，煮30分钟，1天3次，趁温服用，连煮
2天。

【加减】气虚者加党参、白术；便结者加大黄；痛甚者加细
辛、延胡索。

【病例】陈某某，男，61岁，云南鹤庆人，企业总经理。2018年3月5日来我处就诊，自诉下肢静脉曲张多年，近几日左小腿疼痛加重。四诊所见：神情痛苦，左下肢小腿肿胀疼痛，并伴有条索青紫显露，按之硬、痛，行走活动后痛感加重，饮食尚可，二便如常，舌质暗，苔微黄而腻，脉弦数。拟上方6剂痊愈，至今未复发。

【按语】本方是针对下肢静脉曲张，属湿热下注、脉络瘀阻证的特效方。湿为阴邪，其性黏腻呆滞，故多缠绵难愈，湿热下注为患，病程较长。本病关键在于血瘀而脉络不通，湿邪为阴邪，故用益气化瘀、温经通络的药物达到通络祛瘀之功，瘀滞之邪得以疏泄，经络疏通气血流畅而收效。本方对静脉壁的炎变、痉挛、血液高凝状态和组织水肿等都具有消炎、解痉、抗凝等综合作用，在临床运用上是一首好的经验方。

118 种玉散

【出处】验方

【组成】熟地黄20克　菟丝子15克　白芍15克　当归20克
山茱萸15克　枸杞子20克　怀山药30克

【功效】补肾摄精，生精生血，益精补髓。

【用法】冷水煎服，煮30分钟，1天3次，趁温服用，连煮

2天。

【加减】形体肢冷者加附子、仙茅、鹿角胶；五心烦热者加旱莲草、知母、黄柏；面色少华、神疲乏力者加首乌、黄精；乳房胀痛、小腹闷胀者加柴胡、郁金。

【病例】张某某，女，28岁，云南鹤庆人，城镇居民。2017年8月6日来诊，自诉婚后7年未孕。四诊所见：神情尚可，面色灰白，体型稍胖，月经先后无定期，量少色暗，舌淡胖边有齿印，苔薄根腻，脉沉细。拟原方加鹿角胶15克（烊化），黄精15克。后改颗粒剂服用20余剂。2018年6月，喜报分娩一男婴。

【按语】本方是针对肾气虚寒、精血不足、冲任失养、胞宫空虚不能摄精成孕而设的治不孕之良方。肾虚不孕临床上多为月经不调、经量较少，舌淡，苔红薄，有齿印，脉沉尺无力为主症。不孕者属肾虚居多，且以补肾获效。而自拟的种玉散加味共凑摄补肾之功，吻合于现代药理：补肾中药对下丘脑的垂体、性腺轴功能有影响，可提高性腺功能而达受孕之目的。此外，本方同样适用于肾虚精少、活力不良、活动力差的男性患者。

119 小舒筋活血汤

【出处】验方

【组成】独活10克　羌活10克　青皮10克　陈皮10克　防风15克　当归20克　牛膝20克　续断15克　杜仲15克　红花10克　枳壳10克　赤芍20克　三七3克（吞服）

【功效】舒筋活络，活血止痛。

【用法】冷水煎服，煮30分钟，1天3次，趁温服用，连煮2天。

【加减】上肢损伤者加秦艽去独活；下肢损伤者去羌活加桂枝；疼痛甚者加乳香、没药；湿盛者加薏苡仁、防己、白术。

【病例】寸某，男，28岁，云南鹤庆人，农民。2018年6月23日就诊，自诉右肱骨中段粉碎骨折后，经某医院手术复位，钢针内固定8月。现内固定已取出3月，但右上肢从肩开始至腕部疼痛不适，伤处仍有胀痛感和麻木感。四诊所见：神情尚可，患肢关节处轻度肿胀，皮肤干燥少华，肘关节轻度僵硬，舌尖红，苔薄白，脉弦数。拟上方加减前后共服16剂。嘱每剂服后用原药煮烂后热敷患处。电话随访，告诸症改善而痊愈。

【按语】本方是针对一切筋络、筋膜、筋腱损伤和脱位、肿胀、疼痛兼风寒湿证的有效方，同时也是适用于骨科术后调理的常用方。本方如加减得当，对改善淤血阻滞、筋脉痉挛后引起的关节疼痛、屈伸不利等症状也有良好效果，是一首不错的方子。

120 加味养筋汤

【出处】验方

【组成】淫羊藿25克　骨碎补25克　威灵仙15克　白芍30克
　　　　枣仁25克　麦冬25克　熟地黄25克　巴戟天15克
　　　　桂枝10克　牛膝15克　三七5克（吞服）

【功效】补肾养心，滋肝舒筋，调和营卫，活血止痛。

【用法】冷水煎服，煮30分钟，1天3次，趁温服用，连煮
　　　　2天。

【加减】体虚羸弱者加黄芪；关节肿胀者加防己、薏苡仁、
　　　　泽泻；痛甚者加没药、丹参。

【病例】李某某，女，58岁，云南剑川人，农民。自诉双
　　　　膝有退化性关节炎10余年，曾用局部封闭、玻璃
　　　　酸钠、口服氨糖等方法，但疗效不显。双膝关节肿
　　　　胀，行走艰难，近日更为加重。拟上方加减10剂为
　　　　1疗程。连续3疗程。双膝关节肿胀消退，行走无痛
　　　　苦。电话随访，半年后痊愈。

【按语】本方是针对肝肾不足、筋舒不伸型退化性关节炎症
　　　　的有效方。任何与筋有关的症状，本方均可以用。
　　　　中医认为，膝为筋之府，肝在体合筋。全身上下，
　　　　里里外外，一切筋膜都归肝所管；同时要调养好
　　　　肾，只有肾水足了，肝血才能充盈。所以说本方可
　　　　补肾养心、滋肝舒筋，对关节肢体的病变等是一首
　　　　疗效很好的方剂。

121 益肾养精汤

【**出处**】验方

【**组成**】潞党参25克　炙黄芪30克　枸杞子25克　金樱子15克　女贞子15克　菟丝子20克　白芍15克　小麦30克　黄精20克　淫羊藿20克　炙甘草7克

【**功效**】补气养血，滋肾益精。

【**用法**】冷水煎服，煮30分钟，1天3次，趁温服用，连煮2天。

【**加减**】自汗者加龙骨、牡蛎；盗汗者加知母、黄柏、熟地黄、五味子；失眠者加枣仁、远志。

【**病例**】和某，女，50岁，云南丽江人，职工。2020年2月6日初诊，自诉近2月来经期紊乱，伴有心烦、易怒、失眠、出汗。四诊诊见：神态良好，形体消瘦，舌淡红，苔薄白，脉沉细，拟上方4剂。

二诊：2月22日复诊，患者症情逐步好转，能安静入睡，少量出汗，但仍心烦。逐守原方加减4剂而痊愈。

【**按语**】本方是针对气阴亏虚所致的更年期综合征的有效方。同时也适用于头昏耳鸣、疲乏无力的患者。本方主要有补气养血、滋肾益精的作用。中医认为有形之血生于无形之气，所以本方补气之药多于补血之药；肾为先天之本，脾胃为后天之本，先天之精要靠后天脾胃滋养。全方配伍恰当，是治疗气阴亏虚、肾精不足等证的有效方剂。

122 理气和血汤

【**出处**】验方

【**组成**】桃仁15克　生地黄15克　红花15克　赤芍15克　当归20克　台乌20克　丹参15克　升麻10克　柴胡15克　桔梗10克　香附15克　甘草6克　川芎15克

【**功效**】疏肝理气，活血止痛。

【**用法**】冷水煎服，煮30分钟，1天3次，趁温服用，连煮2天。

【**加减**】体虚羸弱者加黄芪、白术；纳呆腹胀者加焦三仙；便秘者加炒大黄、麻仁。

【**病例**】陈某，女，38岁，云南永胜人，职工。2019年8月3日初诊，自诉月经不调近半年，经量明显减少，点滴而尽，周期推后，经期乳房胀痛。四诊所见：舌微红，脉数。拟上方4剂。

二诊：9月6日复诊，经期血量增加，但伴有小腹疼痛，乳房仍胀痛。守原方4剂服用。

三诊：10月8日再诊，经期推后两天，量增多且色鲜红，乳房、小腹疼痛消失，经期正常，病告痊愈。嘱服中成药八珍益母丸以善其后。

【**按语**】本方是针对妇女生理周期紊乱，月经量少、点滴即尽的妇科病症，同时也可以有效地预防和减轻黄褐斑的发生。但在使用本方的过程中，如出现阴道不规则出血，应停服此方。

123 补肾活血调经汤

【出处】验方

【组成】枸杞25克　菟丝子20克　怀山药20克　车前子20克
金樱子8克　熟地黄20克　当归20克　川芎15克
仙茅10克　仙灵脾15克　牛膝20克　白芍20克

【功效】滋阴补肾，调益气血。

【用法】冷水煎服，煮30分钟，1天3次，趁温服用，连煮2天。

【加减】若阴虚内热加知母、黄柏；若自汗盗汗加龙骨、牡蛎、黄芪；若腰膝酸软加杜仲、巴戟天。

【病例】和某某，女，44岁，云南丽江人，公务员。2019年5月10日就诊，自诉近3年来月经量多，其色淡红。每次月经来潮，淋漓不断，忽多忽少，腰酸背痛，头晕目眩。四诊所见：患者面色苍白，神疲乏力，舌质淡胖，苔薄白，脉细弱。拟上方加减化裁4剂服用。2月后电话随访至今月经量、色均正常。

【按语】本方是针对血虚肾亏所致的各种月经紊乱而成的病症，同时对很多月经疾病具有双向调节的作用，如对月经过多、过少、淋漓不尽，月经先期、后期、闭经等症的调治均有满意的疗效，是值得临床运用的一首好方子。

124 二双四物汤

【出处】验方

【组成】桃仁15克　红花15克　丹皮10克　丹参15克　当归20克　白芍15克　川芎15克　生地黄15克　炒蒲黄10克　血余炭5克　益母草15克

【功效】清热化瘀，凉血止血。

【用法】冷水煎服，煮30分钟，1天3次，趁温服用，连煮2天。

【加减】口干舌燥者加黄芩、麦冬；形寒肢冷者加鹿角胶、菟丝子；少腹冷痛拒按者加肉桂、巴戟天、香附。

【病例】根据门诊日志统计，2019年6—12月，用本方在临床治疗患者30例，年龄最小者28岁，最大者50岁，病程最短者2月，最长者达1年有余，未婚1例，已婚29例。均有反复发作病史，其共同证候都为月经来潮经行不止、淋漓不断，或量多兼夹血块、血色紫暗，久服止血剂不效，同时可见舌质紫暗，脉弦紧（子宫器质性病变除外）。治疗结果：30例均获得治愈，其中1周内治愈12例(含未婚1例)，2~6周治愈18例。

【按语】本方是针对月经期延长、漏下淋漓不断、血瘀血热型的特效方。若崩漏不止，治宜清热养阴，凉血止血推荐方为清化固经汤；漏下淋漓，治宜化瘀清热，凉血止血则用本方。临床需辨证精准，方能取得满意疗效。

125 祛寒温经散

【**出处**】验方

【**组成**】吴茱萸6克　熟地黄20克　赤芍20克　当归20克
川芎25克　阿胶20克（烊化）

【**功效**】温经散寒，通利血脉。

【**用法**】冷水煎服，煮30分钟，1天3次，趁温服用，连煮
2天。

【**加减**】气虚者加黄芪、白术；小腹痛者加艾叶、小茴香；
四肢冰冷者加桂枝、牛膝。

【**病例**】徐某某，女，24岁，河南人。2020年12月1日来
诊。自诉近年来，双上肢冰冷，经期量少，头发易
脱落。曾在当地医院诊治月余无效而来就诊。四诊
所见：面色苍白，畏寒肢冷，形体羸弱，皮肤干涩，
舌质淡边有齿印，脉沉细。拟上方配方颗粒剂7剂。

二诊：2021年1月6日复诊，诉服药后精神较前好转，上肢
冰冷减轻，月经量少。舌质淡红，脉细数，继守原
方加黄芪、桂枝、牛膝配方颗粒剂7剂。

三诊：2月3日再诊，诉服药后精神渐佳，四肢渐温，无畏
寒肢冷现象，舌苔淡红，脉细数。续服原方7剂。

四诊：3月7日再诊，诉服药后精神佳，面色红润，月经按
期来潮，量较多，色鲜红，畏寒肢冷消失，继以原
方增减，以善其后。后经电话随访，诸症悉平。

【**按语**】本方是针对手脚冰凉或妇科月经不调，畏寒肢冷的

有效方剂。纵观全方，方中重用阿胶有情之品，补精助阳，温熙奇经，使血海气血充盛满盈；而方中四物（熟地黄、赤芍、当归、川芎）养血活血，使营卫调和；吴茱萸散寒止痛；全方六味药经典搭配，确是一首临床上疗效极佳的验方。

126 清肺化痰汤

【出处】验方

【组成】陈皮15克　苦杏仁15克　枳实15克　黄芩15克　瓜蒌仁20克　茯苓20克　胆南星15克　姜半夏15克　生姜10克

【功效】清热化痰，理气止咳。

【用法】开水煎服，煮40分钟，1天3次，趁热服用，连煮2天。

【加减】若痰多气急，酌加鱼腥草、桑白皮；若恶心呕吐明显，酌加竹茹；若烦躁不眠，去黄芩，酌加清热除烦之黄连、栀子、琥珀和远志等宁心安神之品。

【病例】杨某某，男，63岁，云南鹤庆人，农民。2019年10月12日就诊，自诉有慢性支气管炎10余年，近日受凉后出现咳嗽、咳黄色黏痰。曾在某医院治疗，辅助检查示：白细胞$12.56×10^9$/L，中性粒细胞78.0%，胸部X线片检查提示双肺纹理增粗。经抗感染、化痰治疗，疗效不明显。四诊所见：咳嗽，咳大量黄色黏痰，无腥臭味，无发热，伴胸闷胁痛，便干，小便黄，舌红，苔黄，脉滑数。证属痰热蕴肺。拟上方加桑白皮15克，当归20克，炙冬花15克，竹茹15克，大黄10克。3剂。

二诊：诉服药后，咳嗽、咳痰明显减轻，觉口渴欲饮，大便如常，原方加麦冬20克，沙参25克，减大黄。继服3剂，诸症消失。

【按语】本方是针对肺热壅滞、痰瘀互结的咳嗽气喘、胸膈痞闷症的有效方剂。《金匮要略》所言："热之所过，血为之凝滞。"血液热灼成瘀，血不利则为水，血瘀水停，临床表现为咳嗽、咳痰等症状。患者多有反复长期应用各种抗生素治疗的经历，然而临床上并不能有效控制症状，时轻时重，说明肺部炎症未见明显好转。中医认为此症是肺热壅滞所致，久而久之，热上加热，治宜清热化痰，理气止咳。本方切中病机，故获良效。

127 加味焦艾理中汤

【出处】验方

【组成】焦艾叶15克　炮姜15克　炙甘草8克　党参20克
炒白术20克　炒柴胡15克　炒荆芥15克　阿胶珠20克　当归头15克

【功效】温中健脾，补血统血。

【**用法**】冷水煎服，煮30分钟，1天3次，趁热服用，连煮2天。

【**加减**】若倦怠乏力加黄芪、升麻；若心烦少寐加枣仁、远志、龙骨。

【**病例**】田某某，女，37岁，云南鹤庆人，农民。2018年6月8日就诊，自诉因经期负重过甚，而致月经淋漓不止，曾经到某妇幼保健院就诊，出血减少，但因家务繁重劳累，未继续治疗，拖延3月之久，现仍淋漓不断。四诊所见：心慌气短，头昏眼花，四肢无力，心烦不眠，面色㿠白，下眼睑无血色，舌淡，苔薄白，脉细无力。拟上方加黄芪30克。2剂。

二诊：6月11日复诊，诉淋漓出血已止，但心慌气短、四肢无力、心烦不眠仍无改善。守原方加酸枣仁20克，柏子仁20克，远志10克。2剂。

三诊：6月16日再诊，诉诸症好转，精神大好。嘱服归脾丸以善其后。

【**按语**】本方是针对妇女证属虚寒而现阳虚气陷之崩漏的特效方。对治疗妇女崩漏，古今医家各自均有创见，治法不一，也可以说同病异治，殊途同归。在临证中，本验方是血得温则循环无阻，脾得健则统于血，故循于经而不外溢。凡是久病崩漏，只要辨明证属虚寒，阳虚气陷，可选用本方，使其振奋中阳，脾健而旺，血有所统，从而达到不止血而血自止的目的。笔者运用本方治疗患者屡见显效，而且较为巩固，少有复发，疗效满意，值得深入研究应用。

128 芪胶桃红四物汤

【**出处**】验方

【**组成**】黄芪60克　鹿角胶20克（烊化）　桃仁10克　红花10克　熟地黄20克　白芍20克　当归20克　川芎15克　骨碎补25克　山茱萸20克

【**功效**】补肾壮骨，添精益髓。

【**用法**】冷水煎服（用红铜锅煮服为宜），煮30分钟，1天3次，趁热服用，连煮2天。（鹿角胶烊化用药汤分3次冲服）

【**加减**】腰痛甚者加巴戟天、丹参；失眠者加枣仁、远志；腿抽筋者加赤芍、木瓜；小便频数者加补骨脂、益智仁。

【**病例**】和某某，女，61岁，云南丽江人。2017年6月19日初诊，自诉腰脊双腿酸困疼痛3年余，无明显诱因，该症与天气变化无关，无游走性疼痛，行走过多或者劳累后加重，多方求治无效。既往体健，无特殊病史，随身带来某医院CT片提示脊柱骨质疏松，L3、L4、L5退化性骨病。四诊所见：发育正常，营养中等，神清语利，四肢脊柱无畸形，软组织无肿胀。舌淡黯，苔薄白，脉沉细，纳眠可，二便调。证属血虚、血瘀、肝肾两亏。拟上方加味：黄芪60克，鹿角胶20克（烊化），熟地黄20克，白芍20克，当归20克，川芎15克，桃仁10克，红花

10克，巴戟天15克，骨碎补30克，补骨脂10克，山茱萸10克。8剂。

二诊：7月19日复诊，诉腰部疼痛已明显减轻，遂守原方连服3月。每月8剂。

三诊：11月12日再诊，诉腰、背、腿已不痛，自觉精力倍胜于前，CT摄片复查，腰椎骨质疏松及其他现象已有明显改善。

【按语】本方是针对老年人和绝经后妇女骨质疏松症的有效方剂。骨质疏松症的致病原因尚未完全明白，也有人认为疏松现象是人类的生理现象。生活中，许多老年人常常出现不明原因的腰背痛、腿痛及轻微跌坐就出现骨折的情况，门诊X线、CT等检查即提示为原发性骨质疏松症。对此，现代医学往往诊断明了，但治之乏术。传统中医学中，对原发性骨质疏松症尚无明确论述。但近年来，不少医家已经开始从中医学上寻求突破，大多从补肾壮骨、添精益髓等进行立法，多以六味、左右归丸、补阳还五、阳和汤等方剂加减治疗。笔者自拟本方以血虚、血瘀机理，补血活血，加强气血循行为主要原则。老年人常说，腰酸背痛腿抽筋，推拿按摩松一松。按中医的观点，气血通则不痛，痛则不通。因此，本方药证合拍，能缓解骨质疏松所致的腰腿疼痛，临床上值得进一步研究、探讨。

129 通痹八味饮

【出处】验方

【组成】桂枝15克　独活15克　木香8克　桑枝25克　威灵
　　　　仙15克　白术15克　赤芍15克　黄芩15克

【功效】温经活络，祛风止痛。

【用法】冷水煎服，煮30分钟，1天3次，趁热服用，连煮
　　　　2天。

【加减】风重型加防风、海风藤；湿重型加薏苡仁、茯苓、
　　　　防己、苍术；寒重型加附子、细辛、乌梢蛇；气虚
　　　　型重用黄芪、枸杞、党参；血虚型加当归、白芍、
　　　　首乌。上肢痛者加秦艽；下肢痛者加牛膝；腰痛者
　　　　加鸡血藤、巴戟天。

【病例】付某，女，64岁，云南鹤庆人，居民。2019年10
　　　　月9日初诊，自诉间断性四肢麻木胀痛已3年，加
　　　　重3天。伴头、颈、腰背、双手僵硬不舒，下肢无
　　　　力，遇寒加重。颈椎CT显示：颈椎第5~6椎间盘突
　　　　出。腰椎CT显示：L3、L4、L5唇样骨质增生。四诊
　　　　所见：痛苦面容，舌淡暗，苔薄白，脉沉细涩。证
　　　　属肝肾亏损，寒湿痹阻。拟上方加味：桂枝15克，
　　　　独活15克，木香5克（后下），桑枝15克，威灵仙
　　　　15克，白术15克，白芍20克，秦艽10克，当归20
　　　　克，川芎15克，牛膝15克，鸡血藤15克，海风藤
　　　　15克，续断15克，杜仲15克。4剂。

二诊：10月22日复诊，诉麻木疼痛感减轻，头、项、肩、背及双手僵硬仍未缓解。四诊所见：舌淡红而暗，苔薄白，脉沉细。守原方加木瓜15克。4剂。

三诊：11月8日复诊，诉四肢麻木胀痛及头、项、肩、背、腰部僵硬不舒有明显缓解。四诊所见：舌淡红，苔薄白，脉沉细。守上方续服4剂。

四诊：11月24日再诊，诉诸症消失。肢体活动自如。四诊所见：舌淡红，苔薄白，脉细。嘱服仙灵骨葆胶囊1盒，以善其后。3个月后因其他病来诊，问之，老病未复发。

【按语】本方是针对颈、肩及四肢疼痛的有效方剂，临床常用于肩周炎、腰肌劳损、颈椎、腰椎、骨质增生等症的治疗。疼痛为久病或禀赋不足而感受外邪，邪阻气机，血流不畅、气滞血瘀、蕴结于骨所致。现代所称"骨刺"，用本方治疗亦有满意的效果。